LA LUTTE

CONTRE LA

TUBERCULOSE

maladie de misère, contagieuse, évitable, curable

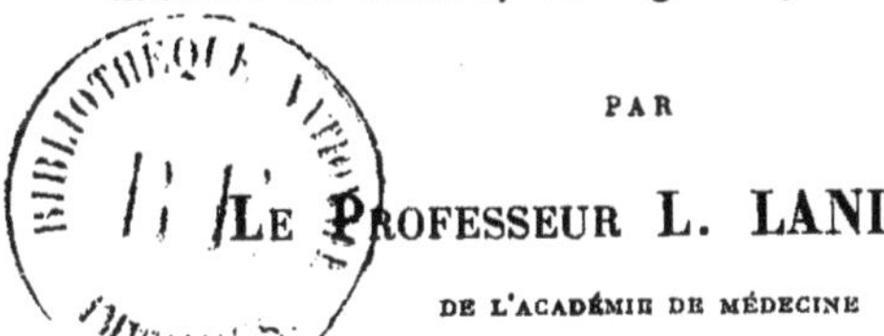

PAR

LE PROFESSEUR L. LANDOUZY

DE L'ACADÉMIE DE MÉDECINE

CONFÉRENCE

faite, à Lille, le dimanche 22 Décembre 1901, à 4 heures,
après l'inauguration du Dispensaire antituberculeux Émile-Roux,
sous la présidence
du Professeur **BROUARDEL**, *de l'Institut,*

à la demande de M. AGACHE

PRÉSIDENT DE LA SOCIÉTÉ INDUSTRIELLE DU NORD

PARIS

IMPRIMERIE DE LA COUR D'APPEL

L. MARETHEUX, Directeur

1, RUE CASSETTE, 1

—

1902

DON N° 101362

LA LUTTE

CONTRE LA TUBERCULOSE

LA LUTTE

CONTRE LA

TUBERCULOSE

maladie de misère, contagieuse, évitable, curable

PAR

LE PROFESSEUR L. LANDOUZY

DE L'ACADÉMIE DE MÉDECINE

CONFÉRENCE

faite, à Lille, le dimanche 22 Décembre 1901, à 4 heures,
après l'inauguration du Dispensaire antituberculeux Émile-Roux,
sous la présidence
du Professeur BROUARDEL, de l'Institut,

à la demande de M. AGACHE

PRÉSIDENT DE LA SOCIÉTÉ INDUSTRIELLE DU NORD

PARIS

IMPRIMERIE DE LA COUR D'APPEL

L. MARETHEUX, Directeur

1, RUE CASSETTE, 1

1902

LA LUTTE
CONTRE LA TUBERCULOSE

Monsieur le Président,

Mesdames,

Messieurs,

Bien longtemps avant que j'eusse l'honneur de compter de chaudes amitiés à Lille, je connaissais, comme de juste, la Société Industrielle du Nord; je savais comment, depuis vingt-huit ans, sous l'égide d'hommes, de grand mérite et de haute culture scientifique, travaillant au plein développement de l'Industrie de notre Flandre, votre Société aidait à faire de votre département un des beaux fleurons de la couronne de France.

C'est que, Société d'étude, d'initiative, d'enseignement, d'encouragement, poursuivant sans relâche l'application des données de la Science au perfectionnement de l'Industrie, votre Compagnie, fidèle à sa devise, — *lumen profert*, — projette la lumière sur les problèmes sociaux, moraux et matériels, qu'ont à résoudre aujourd'hui les nations qui se disputent la suprématie commerciale et industrielle.

C'est parce que la Société Industrielle du Nord n'a cessé d'être foyer de lumières, que, hier, à l'Exposition Universelle, dans la lutte pacifique que vous engagiez particulièrement avec l'Allemagne et les Etats-Unis d'Amérique, le Jury international vous accordait 80 de ses plus hautes récompenses!

Je disais, Messieurs, que depuis longtemps vous étiez connus de nous autres médecins; c'est que nous savions comment vous travaillez au plein épanouissement de votre industrie, faisant marcher de pair son développement moral et matériel. N'êtes-vous pas de ceux qui pensent que c'est seulement par des efforts harmoniques portant sur l'étude de chacune des faces des problèmes économiques, que la force d'un pays se crée et s'entretient? que sa richesse se fonde et s'accroit?

Nous savions comment, suivant les paroles prononcées ici même par M. Agache, votre éminent Président, vous entendez travailler « à l'amélioration sociale de la classe la plus digne d'intérêt, de cette classe laborieuse qui peuple nos usines faisant la richesse et la force de notre féconde et vaillante région du Nord ».

C'est en travaillant à l'amélioration sociale des classes laborieuses, que vous vous êtes aperçu qu'un mal terrible dépeuplant vos ateliers, menaçait la force et la richesse de votre contrée, comme naguère le phylloxera, cette autre maladie contagieuse, après avoir porté la ruine dans nos belles provinces des Charentes, du Bordelais et de Bourgogne, menaçait la Champagne!

Vous vous êtes effrayés de voir que, chez vous, comme partout ailleurs, la tuberculose décimait les villes et les bourgades, s'attaquant à la vigueur de la race, à la vitalité de la population. Dès lors, vous avez voulu que l'objet de vos études, comme de vos préoccupations, fût la lutte à engager contre la tuberculose maladie populaire : *maladie de misère*, qui, pesant lourdement sur le pays tout entier, pèse bien plus lourdement encore sur vos centres industriels ; *plaie sociale*, dont le traitement appartient à la Médecine, si on envisage pour l'individu et la famille la cause et les conséquences immédiates du mal ; dont le traitement relève de la Sociologie, si du mal on étudie particulièrement les causes occasionnelles ainsi que les résultantes économiques.

Envisageant la tuberculose comme une question sociale, vous entendez qu'elle soit pour vous éclairée sous toutes ses faces ; vous interrogez les médecins afin que nous vous disions ce que nous savons :

de l'étendue du péril ;

de ses origines premières et secondes ;

des causes qui l'entretiennent et le font partout se répandre ;

de ses conséquences prochaines et lointaines ;

des armes enfin *médicales* et *sociales* qu'il faut d'urgence opposer à la plus terrible des pandémies.

La tuberculose est bien le plus terrible fléau que jamais la terre ait porté, puisque, à elle seule, la tuberculose compte bien plus de victimes qu'en ont jamais faites les calamités les plus grandes : les tremblements de terre et les famines ; les guerres les plus meurtrières ; les épidémies les plus épouvantables. En effet, le typhus, la peste, le choléra, en leurs incursions d'Europe, intermittentes, rares et courtes, ne sont rien si on les compare à la tuberculose, qui, sans trêve, sur le globe, fauche annuellement quelque chose comme deux millions de vies humaines !

Voulez-vous la preuve que la peste, vraiment, n'est

rien en comparaison de la tuberculose, qui, elle, une fois venue quelque part, ne s'éteint plus? Apprenez alors que si la peste de Marseille, de terrifiante mémoire, a, en 1720, tué 40.000 personnes, pareil chiffre de victimes la tuberculose pulmonaire, à elle seule, l'atteignait à Marseille dans les sept lustres derniers!

*
* *

Vous vous êtes, Messieurs, adressés à moi qui depuis de longues années déjà participe au grand mouvement d'idées qui se fait autour de la phtisie, mouvement d'où est née la question de la tuberculose, car aujourd'hui il y a une question de la tuberculose dont personne, parmi les peuples, les gouvernements, les collectivités, les familles et les individus, ne saurait se désintéresser. J'ai, en effet, été mêlé aux travaux qui se font sur cette question, aussi bien dans les Commissions que dans maints Congrès réunis à Paris, à Berlin, à Naples et à Londres. De trop bienveillants amis ayant dit à votre Président que j'avais eu à enseigner sur le traitement préventif et curatif de la tuberculose, particulièrement sur l'application des sanatoriums à la Prophylaxie comme à la Cure de la phtisie, vous m'avez fait, Messieurs, l'honneur de me demander d'exposer la question devant la Société Industrielle du Nord.

Refuser cette délicate mission, c'eût été laisser croire mes convictions de *ligueur* peu sincères — comme la foi, la conviction qui n'agit pas, est-ce une conviction sincère? — si vous ne les aviez vu agissantes; c'eût été aussi rester sourd aux enseignements de nos Maîtres en Hygiène publique et en Hygiène sociale, les professeurs Brouardel et Duclaux, qui, joignant l'exemple aux préceptes, veulent,

« pour lutter avec succès contre la tuberculose, que ceux « qui savent fassent l'éducation de ceux qui ignorent ».

De notre conviction, vous voulez que soit faite la vôtre : vous voulez connaître la gravité du mal qu'est la tuberculose ; vous voulez savoir comment y porter remède.

Vous vous êtes laissé dire que les temps étaient venus de nouvelles croisades rédemptrices où devaient entrer, marchant côte à côte, médecins, sociologues, savants, philanthropes, mutualistes, économistes édiles et législateurs. Vous voulez savoir comment engager la lutte; vous voulez connaître les armes, les voies et les moyens par lesquels l'effort uni de tous les hommes de bonne volonté aura raison de l'ennemi commun.

*
* *

Ce qu'est la tuberculose humaine ; ce qu'elle fait de malades et d'infirmes ; combien par elle coulent de larmes ; ce qu'elle laisse de deuils ; ce qu'elle fauche d'existences chères et utiles ; ce qu'elle ruine d'espérances ; ce qu'elle crée de misères, vous commencez, Messieurs, seulement à vous en douter! Vous commencez à vous en soucier à force de l'entendre dire depuis ces années dernières. Jamais pourtant assez vous ne l'entendrez répéter : jamais trop vous ne saurez le redire, afin que personne n'en ignore, aussi bien parmi les gens les plus égoïstes, comme parmi les plus compatissants, parmi ceux qui savent faire leur le malheur des autres ! Ne craignez pas, Mesdames, d'aller partout dire et répéter que, chaque année, 1.000 Lillois meurent tuberculeux (de tuberculose pulmonaire et de bronchite chronique), et que la rançon annuelle, tuberculeuse, de votre département du Nord, est de 4.000 vies humaines !

Répandue par toute la terre habitée, la tuberculose ravage le vieux comme le nouveau monde ; frappe durement Paris, où elle fauche chaque année 13.000 habitants, dont près de 2.900 jeunes enfants ; décime la France, où elle tue annuellement 150.000 individus de tous âges, de tous sexes, de toutes conditions, de toutes professions, plutôt jeunes qu'âgés ; choisissant ses victimes de préférence parmi les enfants, les adolescents et les adultes ; parmi ceux sur lesquels le pays aurait le droit de compter comme sur autant de forces vives et d'espérances ; faisant ses victimes plus nombreuses parmi les déshérités de la fortune que parmi ceux qui ont connu ou connaissent le bien-être. Non pas qu'il n'y ait pour nous tous une certaine égalité devant la tuberculose, la maladie atteignant quiconque, pauvre ou riche, paysan ou citadin, enfant ou adulte, soldat ou civil, ouvrier ou patron, artisan ou artiste, mal protégé ou mal défendu contre la phtisie, dont la source, découverte ou cachée, coule partout.

La Garde qui veille aux portes du Louvre et de l'Escurial n'en défend pas les rois, et pourtant, une flagrante inégalité se marque dans les coups que frappe la tuberculose. Les coups redoublent sur tous ceux qui, luttant péniblement pour la vie, respirent dans des milieux faits de promiscuités humaines ; dans des milieux de lourde densité de population ; dans des milieux où l'air, la lumière et toutes autres choses indispensables à l'entretien de la vigueur et de la santé, sont disputées et comptées.

Ses premières victimes, la tuberculose les choisit parmi ceux d'entre nous qui vivent dans des milieux où sont incessamment offertes les sources et les occasions de contagion ; où se trouvent rares les occasions et les moyens de défense ; les plus mal armés d'entre nous, ceux qui peinent le plus dans la vie, payant plus lourdement l'impôt à la tuberculose. Cela est si vrai qu'il nous faut considérer la tuberculose, plus qu'aucun autre fléau, comme un mal de misère.

La misère et l'ignorance font de l'homme une proie promise à la tuberculose, qui est partout où l'homme passe — *homo homini lupus* — dans les conditions perfides que crée pour chacun de nous la vie outrancière moderne. C'est que la tuberculose, maladie contagieuse guettant l'homme désarmé et appauvri, n'attend que l'occasion de profiter des défaillances de notre organisme pour l'envahir, l'infecter et l'empoisonner.

*
* *

Maladie contagieuse, veut dire que le phtisique porteur d'un germe vivant qu'il cultive en soi (comme le phylloxera ou le gui cultive et fructifie sur nos vieilles vignes et sur nos chênes séculaires), laisse tomber autour de lui des germes qu'emporte, dans les quintes de toux, soit l'air expiré chargé de particules imperceptibles de mucus bronchique, soit l'expectoration qui souille ses lèvres, son mouchoir ou le sol, quand ignorant, quand insouciant, il crache au vent.

C'est cette conception de la transmissibilité du mal du phtisique à son entourage; c'est la certitude que nous avons de la contagiosité de la tuberculose qui nous la fait dire évitable, contrairement, Messieurs, à ce qu'en pensaient, contrairement à ce que vous en auraient dit nos pères.

Nos pères disaient la phtisie héréditaire comme l'est la goutte. Voyant chaque jour la phtisie « se communiquer parmi les gens de même sang », ils interprétaient maladroitement la continuité de la maladie au travers de plusieurs générations d'une même famille, et concluaient que la maladie, comme l'épilepsie, comme tant de tares nerveuses, avait passé des parents aux enfants, ceux-ci étant dans la presque impossibilité de se laver de la tache originelle! Nos pères, interprétant mal un fait vrai, à savoir, la déplorable continuité de la tuberculose dans des foyers où un beau jour elle avait fait son apparition, méconnaissant la contagion, ne se pouvaient douter, que ce dont héritaient les enfants et les petits-enfants, c'était non du mal lui-même, mais de sa contagiosité permise et facilitée, à la faveur d'une série de circonstances que nous disons organiques et matérielles :

à savoir, *organiques*, la faiblesse de constitution et certaines susceptibilités maladives, apparentes ou cachées, transmises par les générateurs aux engendrés ;

à savoir, *circonstances matérielles*, toutes les conditions de vie, d'élevage, d'habitat, de milieux, d'habitudes, de profession, de manquements à l'hygiène.

Ce sont toutes ces circonstances, organiques et matérielles, transmises de générations en générations, qui tissent au fils une trame de vie exactement semblable à celle du père, le fils n'héritant pas seulement de la constitution et du tempérament de son père, de sa chair et de son sang, mais encore de toutes les conditions perfides ou mauvaises de son genre d'existence; la tuberculose ne coulant pas des veines de la mère dans les veines de l'enfant, mais les parents transmettant à leur fils un droit de reprise sur la tuberculose, que, de mémoire d'homme, on savait installée dans la famille!

La contagiosité de la tuberculose humaine, comme la contagiosité de la tuberculose animale, était conception ignorée de nos anciens, qui n'imaginaient pas que la phtisie pût venir d'un poitrinaire comme ils savaient que la variole se prenait d'un varioleux.

La transmissibilité de la phtisie, du malade à l'individu sain, est de démonstration toute moderne, contemporaine même. Sa découverte, qui se faisait il y a juste trente-six ans (5 décembre 1865), est due à un Français, à Jean-Antoine Villemin, professeur de clinique à l'École spéciale de médecine militaire du Val-de-Grâce, un des plus grands noms de la Médecine du siècle qui vient de finir, un des bienfaiteurs de l'humanité, comme Pasteur.

C'est à Villemin qu'est due la révélation de la nature et de la cause de la phtisie, comme c'est à un autre grand Français, à Laënnec, que, depuis quatre-vingts ans, nous devons, par l'invention de l'auscultation, la puissance de dépister la tuberculose, au moment même où, germant dans la poitrine, le mal tuberculeux devient une menace de phtisie, tout comme le feu couvant sous la cendre est une menace d'incendie.

C'est Villemin, qui, de 1865 à 1868, en des expériences, à jamais célèbres, inoculait la tuberculose humaine à des animaux; c'est lui qui démontrait expérimentalement la virulence et la contagiosité des crachats des phtisiques; c'est lui, médecin militaire, qui enseignait que « le soldat phtisique est à son voisin de chambrée ce que le cheval morveux est à son compagnon d'écurie ».

R. Koch, dix-sept ans plus tard, découvrait, dans le bacille qui porte son nom, l'agent de la contagion, agent qui, mêlé aux poussières de l'air que nous respirons, mêlé aux poussières tombant sur les denrées que nous mangeons, essaime partout la graine tuberculeuse, celle-ci n'attendant qu'une occasion propice pour germer et lever sur des terrains préparés.

*
* *

Par les expériences de Villemin, par la découverte de R. Koch, se trouvaient, soudain, démontrés le pourquoi et le comment de la phtisie sur lesquels la Médecine dissertait et disputait depuis deux mille ans, depuis qu'Hippocrate nous avait donné, avec le nom, la description de la consomption pulmonaire.

La gloire d'avoir expérimentalement démontré la transmissibilité, l'inoculabilité, la contagion de la tuberculose est des plus grandes, si l'on songe que, par Villemin, soudain, s'établissait scientifiquement une doctrine qui non seulement ruinait les croyances médicales régnantes dans la plupart des pays d'Europe, mais encore apportait avec elle la démonstration de *l'évitabilité de la tuberculose*.

Avec Villemin s'ouvrait l'ère de l'espérance, on entrevoyait l'heure où la fatalité héréditaire ne pèserait plus sur les familles tuberculeuses; avec Villemin était conquise l'évitabilité de la tuberculose!

D'immense portée étaient les faits expérimentaux révélés par le médecin français, puisque longtemps avant lui la médecine d'observation avait, en plusieurs pays, affirmé la contagiosité de la phtisie, sans que ces vérités d'observation pussent passer dans la sagesse des nations.

Au XVIe, au XVIIe et au XVIIIe siècle, surtout en contrées méditerranéennes, on disait la phtisie contagieuse ; on savait, on proclamait que la phtisie se propageait par des *miasmes*, comme la variole. Dans le Midi de l'Europe, les médecins et le populaire étaient si pénétrés de l'idée de contagion, que certaines lois et certaines coutumes témoignaient et de la peur de gagner la phtisie et du souci d'éviter la contagion.

En Espagne, aux Baléares, dans le royaume de Naples, dans notre Provence, un peu partout dans l'Italie du Sud, on croyait à la contagion; les médecins l'enseignaient, le populaire l'acceptait. Cette contagion, le reste de l'Europe l'ignorait totalement, la phtisie y était considérée comme un vice originel devant lequel on avait pris l'habitude de s'incliner comme devant la fatalité; comme partout, jusqu'à Franklin, on s'était accoutumé à subir les coups de la foudre sans presque incriminer l'inclémence des cieux.

Les preuves de la croyance à cette contagion de la phtisie dans les pays méridionaux d'Europe abondent. C'est ainsi que, par ordonnance signée en son palais du Buen Retiro, à Madrid, le 6 octobre 1751, Ferdinand VI, roi d'Espagne, « l'expérience ayant fait voir combien est périlleux l'usage du linge, des meubles et des objets ayant servi aux personnes atteintes et mortes de maladies étiques, phtisiques et autres maladies contagieuses », enjoint à tous médecins de faire connaître les personnes malades et mortes d'éthisie :

de façon que l'alcade fasse brûler le linge, les vêtements, les meubles et tous autres objets dont le malade se sera servi personnellement ou qui seront restés dans sa chambre;

de façon que l'alcade ordonne aussi que la chambre où le malade sera mort soit replâtrée et blanchie; que le parquetage ou le dallage de la pièce ou de l'alcôve où se trouvait le lit soit changé;

de plus, registre sera tenu de la provenance des hardes trouvées chez les brocanteurs, marchands de vieux habits, avec indications des noms et domicile du vendeur, ainsi que des personnes auxquelles linges et vêtements auront servi, les brocanteurs et marchands de vieux habits faisant ordinaire commerce d'effets contaminés.

L'alcade délivrera un papier attestant que lesdites marchandises sont exemptes de contagion : ce papier seul permettra aux brocanteurs de retenir ou de vendre les marchandises d'occasion.

Tout médecin qui ne fera pas connaître les malades ou les morts éthisiques à l'alcade de son quartier encourra : la première fois, une amende de 200 ducats et la suspension pendant une année; la seconde fois, une amende de 400 ducats et la peine d'exil pendant quatre ans; toutes les autres personnes (infirmiers, domestiques, gens assistant l'éthisique) qui ne feront pas la déclaration encourront la peine de trente jours de prison, la première fois; de quatre ans de bagne la seconde fois; les autorités civiles, religieuses et militaires auront à faire brûler, dans les hôpitaux civils et militaires, *tout le linge* qui aura servi aux malades comme aux soldats éthisiques.

Remarquons, en passant, combien avait raison le roi d'Espagne de mettre une sanction pénale — quelque rigoureuse que fût cette sanction — à l'application des lois sanitaires justement édictées d'après les sages enseignements de la Médecine de l'époque : remarquons, qu'aujourd'hui encore, nous aurions mieux à faire que de critiquer les lois espagnoles, nous pourrions les copier en plus d'un point.

Trente ans après cette Ordonnance de Ferdinand VI, roi d'Espagne, Philippe IV, roi de Naples, des Siciles et de Jérusalem, faisait, à son de trompes, par les rues et carrefours de Naples, publier les « INSTRUCTIONS AU PUBLIC

SUR LA CONTAGION DE LA PHTISIE », rédigées par une Commission de membres de la Faculté de Médecine napolitaine.

Dans ces instructions, il est fait savoir au public, que la phtisie « est autour de nous, en toute saison, ne pardonnant ni à l'âge, ni au sexe, ni aux conditions : la ville, la campagne sont le théâtre tragique de sa férocité.

« Le malade mort, il reste après lui des germes de sa maladie nichés et cachés dans beaucoup d'objets, portant grand péril pour l'imprudent qui en fait usage.

« La plupart des gens accordent aux malades atteints de phtisie pulmonaire peu d'attention, il en résulte que les phtisiques communiquent la vénéneuse influence à ceux qui respirent la même atmosphère corrompue par les exhalaisons putrides et font usage des mêmes vêtements et des mêmes mobiliers. Il en résulte qu'on voit, tous les jours, ce malheur augmenter et se propager par la mort d'un grand nombre de concitoyens et la destruction de quantité de familles.

« Pour mettre fin à ce triste état de choses, et pour sauvegarder la santé publique, il est enjoint à tous médecins, assistants de malades, religieux ou laïques, de déclarer les phtisiques ainsi que les décès par éthisies : afin que les objets à eux ayant appartenu soient inventoriés et brûlés; afin que les chambres mortuaires soient désinfectées et réparées; déclaration faite, sous peine pour les manquants de trois ans de galères ou de prison militaire, s'ils sont manants; « de trois ans de forteresse et de 100 ducats d'amende (soit, si je ne me trompe, 1.275 francs de notre monnaie), la première fois, s'ils sont médecins; sous peine de dix ans de relégation, la seconde fois; sous peine de dix ans d'exil du royaume pour les ecclésiastiques, tant réguliers que séculiers, sous peine de 300 ducats d'amende pour les religieuses cloîtrées, et d'une année de prison pour les oblates. »

On comprend que pareils édits — auxquels on croirait empruntées certaines des prescriptions, telle celle concernant la déclaration obligatoire des maladies contagieuses, réclamées par la loi sur la Santé publique actuellement en instance devant les Chambres françaises — aient créé en terres espagnoles et italiennes, certaines coutumes dont se soient étonnés et dont aient cru devoir se plaindre des gens du Nord de l'Europe, même gens éclairés, de haute éducation, dont l'esprit, habitué à toutes autres conceptions, était ignorant de toute espèce de précautions sanitaires.

C'est le cas de Chateaubriand et de George Sand; de Chateaubriand séjournant à Rome, au commencement du siècle dernier, avec Mme de Beaumont, qui y mourait poitrinaire au début de l'hiver de 1803; c'est le cas de George Sand, voyageant dans la Méditerranée avec Chopin, atteint de la poitrine.

Chateaubriand, écrivant à Fontanes, récrimine contre les embarras de toutes sortes dans lesquels le met la croyance populaire en la contagiosité de la phtisie.

« J'ai tiré sur vous une lettre de change. Je suis dans un grand embarras. J'espérais retirer deux mille écus de mes voitures; mais comme, par une loi du temps des Goths, l'étisie est déclarée à Rome maladie contagieuse, et que Mme de Beaumont est montée deux ou trois fois dans mes équipages, personne ne veut les acheter. »

Mêmes doléances de George Sand, qui, voyageant avec Chopin, « s'en allant de la poitrine, » écrit trente-cinq ans après Chateaubriand, de Marseille, à la date du 8 mars 1839 :

Me voici de retour en France après le plus malheureux essai de voyage qui se puisse imaginer. Au prix de mille peines et de grandes dépenses, nous étions parvenus à nous établir à Mayorque, pays magnifique, mais inhospitalier par excellence.

Au bout d'un mois, le pauvre Chopin tomba plus malade, et nous fîmes appeler un médecin, deux médecins, trois médecins, tous plus ânes les uns que les autres, et qui allèrent répandre dans l'île la nouvelle que le malade était poitrinaire au dernier degré. Sur ce, grande épouvante! La phtisie est rare dans ces climats et passe pour contagieuse..., le propriétaire de la petite maison que nous avions louée nous mit brutalement à la porte, et voulut nous intenter un procès, pour nous forcer à récrépir sa maison infectée par la contagion.

Nous nous installâmes dans la Chartreuse de Valdemosa..., nous ne pûmes nous procurer de domestiques, personne ne voulant servir un *poitrinaire*.

L'humidité de la Chartreuse était telle que nous résolûmes de partir à tout prix, quoique Chopin n'eût pas la force de se traîner.

Nous demandâmes un seul, un premier, un dernier service! une voiture pour le transporter à Palma, où nous voulions nous embarquer. Ce service nous fut refusé, quoique nos amis eussent tous équipage et fortune à l'avenant.

Il nous fallut faire trois lieues dans des chemins perdus, en *birloche*, c'est-à-dire en brouette.

En arrivant à Palma, Chopin eut un crachement de sang épouvantable; nous nous embarquâmes, le lendemain, sur l'unique bateau à vapeur de l'île, qui sert à faire le transport des cochons à Barcelone; aucune autre manière de quitter ce pays maudit.

Du moment que nous quittions l'auberge à Barcelone, l'hôte voulait nous faire payer le lit où Chopin avait couché, sous prétexte qu'il était infecté, et que la police lui ordonnait de le brûler!...

Quelque vives que soient les récriminations de George Sand, quelque impitoyable qu'on se soit montré envers son malheureux compagnon qu'on traitait en pestiféré, reconnaissons que l'éducation hygiénique populaire reposait sur un fonds de vérités que connaissait seule l'Europe méridionale, vérités qui, sans notre grand Villemin, aujourd'hui encore ne chemineraient pas de par le monde. Sans Villemin l'Europe ne serait pas conquise, le monde entier ne serait pas conquis à la politique qui, désormais, doit gouverner l'hygiène privée et publique.

La contagiosité reconnue et acceptée plus tôt, l'Europe n'en serait pas où elle en est aujourd'hui, mise en péril par la tuberculose ; nous ne déplorerions pas aujourd'hui, en France, 150.000 décès annuels par tuberculose !

Si ce chiffre de 150.000 Français succombant annuellement à la tuberculose, dans la seule Métropole, risquait, parlant peu à votre esprit, de ne pas vous émouvoir, Messieurs, je vous prierais, comparant un instant la mortalité tuberculeuse à l'Hydre antique, de penser que l'Hydre de la tuberculose s'est imaginé, pour l'année 1902, de demander à votre province seule le fatal tribut que lui paie annuellement la France entière ! Dans cette funeste hypothèse, parcourons les six sous-préfectures de votre département — lesquelles, vous savez, représentent plus de 145.000 habitants — ; à la Noël prochaine, repassons, si vous le voulez bien, par Avesnes, Cambrai, Douai, Dunkerque, Hazebrouck et Valenciennes, nous n'y verrons plus que des cimetières, nous ne retrouverons plus que des nécropoles plongées dans un silence de mort ayant succédé à l'activité bourdonnante de vos cités aujourd'hui si laborieuses.

Voulez-vous une autre image non moins saisissante et vraie, dites-vous alors que, si le tribut de la tuberculose annuelle de France devait être payé par votre département, un des plus peuplés, il suffirait que la terrible faucheuse moissonnât douze années seulement votre territoire, pour que c'en fût fini des habitants qui, au nombre de 1.800.000, peuplent tous vos hameaux, vos bourgades et vos villes, y compris votre capitale avec ses 217 mille habitants !

Sachez, Messieurs, que cette mortalité de 150.000 individus, effroyable plus encore par sa pérennité que par son chiffre, est peu de chose à côté des misères, des douleurs et des maux de toutes sortes enfantés par la tuberculose! Sachez qu'il est, par toute la France, bien d'autres phtisiques et bien d'autres tuberculeux que ceux que nous voyons mourir. Si 150.000 des nôtres périssent annuellement de phtisie, de méningite, de péritonite tuberculeuse, une infinité d'autres, qui ne meurent pas de tuberculose, en sont atteints ou en sont malades; c'est que la mortalité par tuberculose, pour effroyable qu'elle vous apparaisse, est peu de chose si on la compare à la morbidité tuberculeuse! Ils sont légion ceux que, chaque jour, la tuberculose marque d'écrouelles, ceux qu'elle fait coxalgiques, ceux qu'elle rend boiteux et infirmes, ceux qui ont souffert ou souffrent de lupus, de pleurésies, de bronchites tuberculeuses; ils sont légion tous ceux qui, le sachant pour en avoir douloureusement pâti ou l'ignorant (tellement le mal a été léger), ont payé et paieront, sans en mourir, tribut à la maladie populaire!

Que si les économistes se mettent un jour en tête de nous chiffrer seulement le capital-argent représenté par les journées de maladie, les mois de chômage, les incapacités de travail temporaires ou définitives, les dépenses de remèdes et d'opérations, les secours d'assistance, les frais d'hospitalisation (si médiocre toujours, si illusoire souvent) auxquels sont entraînés annuellement les deux millions de Français qui — faute de se soigner vite et bien — se débattent avec la tuberculose pour en continuer à souffrir ou pour en guérir longuement; que si les économistes se mettent en tête de faire pareil calcul, — portant, non plus sur ce que coûte la mortalité, mais la morbidité tuberculeuse, — nul doute qu'ils n'arrivent à nous donner un compte qui monterait annuellement à plus d'un milliard!

Ceci dit à l'adresse de tous ceux qui, ayant charge, à un titre quelconque, de la santé et de la vigueur de notre pays, s'émeuvent uniquement à la pensée des sommes qu'il faudrait savoir dépenser : pour, à côté des budgets de la Guerre et de la Marine, établir un budget de la Santé publique, afin d'organiser la santé (celle-ci s'organisant plus facilement que la victoire), en vue de sauvegarder à l'intérieur l'intégrité de la population, comme on travaille à l'extérieur, avec les budgets de la Guerre et de la Marine, à sauvegarder le territoire!

*
* *

En commençant, j'ai dit que la tuberculose, maladie de misère, contagieuse, évitable, curable, était, en son traitement, justiciable de deux ordres de moyens : de moyens *médicaux*; de moyens *sociaux*.

Les moyens MÉDICAUX s'adressent à la cause, à l'évolution et aux suites immédiates du mal chez l'individu, comme aux conséquences du mal sur l'entourage du phtisique; les moyens SOCIAUX s'attaquent aux causes occasionnelles, préparantes, prédisposantes dont l'influence est quasi prépondérante. C'est que, Messieurs, je ne saurais trop vous le redire, la cause première —

autrement dit la contagion — n'agit guère qu'à la faveur de circonstances, accessoires d'apparence, fondamentales de fait : la graine tuberculeuse, comme les autres semences, demandant pour germer que le sol lui soit préparé.

MOYENS MÉDICAUX : dispensaires; sanatoriums; œuvres de puériculture ; hôpitaux spéciaux, hospices pour tuberculeux.

LES DISPENSAIRES ANTITUBERCULEUX sont des offices ou bureaux de consultation, mis, surtout dans les villes ouvrières, à la disposition des classes nécessiteuses. La fonction de ces offices de consultation est double :

1° Renseigner l'ouvrier sur les défaillances de sa santé ; dépister la tuberculose à la première heure ; conseiller, assister et traiter le tuberculeux dès le début de son mal ;

2° Faire de la prophylaxie antituberculeuse en action ; faire la prophylaxie de la tuberculose par l'éducation hygiénique donnée aux malades dans le dispensaire même; par l'éducation hygiénique pratiquée par les malades, au foyer domestique d'abord, à l'atelier, au magasin, à l'usine ensuite.

La consultation du dispensaire, mise à portée de l'ouvrier, pourvoit, par la précocité du diagnostic, à l'efficacité du traitement, dépistant la tuberculose bien longtemps avant qu'il puisse être question de phtisie.

Dès le diagnostic affirmé, dès l'enquête faite au logis, commence l'assistance aux néotuberculeux, lesquels seront désignés : les uns, pour être soignés à leur domicile ; les autres pour être traités en sanatoriums.

C'est cette mission : de dépister, reconnaître et diagnostiquer la tuberculose ; d'éduquer hygiéniquement ; d'assister chez lui de toutes façons (subsides alimentaires, prêts de lit, prêts de linge, bons de chauffage, distribution de crachoirs, désinfection du linge rendu blanchi, lavage de la chambre du malade, etc., etc.), de convoyer enfin, si nécessaire, au sanatorium ; c'est cette mission rédemptrice que remplit le professeur Calmette dans son dispensaire Émile-Roux, dont, partout ailleurs qu'à Lille, j'aurais eu à donner la description détaillée.

Cet organe — pour employer une expression aussi bien comprise des industriels que des anatomistes — cet organe nouveau est apparu comme répondant si bien à sa fonction prophylactique antituberculeuse, que l'application s'en fait aujourd'hui un peu partout, aussi bien en France qu'à l'Étranger, notamment chez nos voisins les Belges.

Le dispensaire paraît une arme si bien adaptée au but poursuivi par tous les *ligueurs*, que, en sa séance plénière de juillet dernier, le Congrès Antituberculeux Britannique a voté son application à la défense des villes ouvrières; que, plus récemment, la généralisation de son emploi par les communes, était, avec la création de sanatoriums départementaux ou intercommunaux, demandée par le Dr Amodru, rapporteur de la Commission parlementaire d'Hygiène publique; le député de Seine-et-Oise, jugeant, avec la Commission, « les dispen- « saires, comme les sanatoriums, parmi les mesures les « plus opportunes à prendre pour arrêter les progrès de « la tuberculose ».

Le dispensaire Émile-Roux dont — grâce, Mesdames et Messieurs, à vos sentiments de philanthropie généreux et éclairés — le professeur Calmette a doté la cité lilloise peut : par la sagesse de sa conception ; par la perfection et la simplicité de son agencement; par l'économie de son rendement; par l'efficacité de son fonctionnement; le dispensaire Émile-Roux, dis-je, peut être considéré comme le type du genre, comme la meilleure des défenses antituberculeuses *de première ligne*. Aussi votre dispensaire lillois est-il devenu une manière d'École des dispensaires antituberculeux, — tout comme Falkenstein près de Francfort et Grasbowse, près Berlin, étaient devenus des écoles de sanatoriums, — puisque médecins, hygiénistes, mutualistes, philanthropes, économistes, ingénieurs sanitaires, édiles, administrateurs, viennent, de tous pays, pour leurs entreprises et leurs tâches antituberculeuses, s'inspirer de l'esprit autant que de la forme du nouvel Institut, que, par un sentiment de piété filiale, Calmette a mis sous le vocable d'Émile-Roux, voulant honorer la mémoire de Pasteur en la personne d'un de ses plus aimés disciples.

Si, aujourd'hui, Messieurs, vous pouvez tenir à la disposition de vos 50.000 ouvriers, un dispensaire antituberculeux modèle, c'est que le professeur Calmette a su mettre au service d'idées pratiques son esprit et sa conviction scientifiques ; c'est qu'il a su concevoir en son principe, et réaliser en sa forme, une des plus simples, une des moins coûteuses, une des plus puissantes machines de guerre antituberculeuse que je sache. C'est que vous avez eu affaire à un apôtre que rien ne rebute ; c'est que vous avez rencontré dans le professeur Calmette : un bienveillant, un persuatif et doux entêté ; un savant qui, ayant fait siens les philtres du naja, est devenu charmeur d'hommes autant que charmeur de serpents.

Vous connaissez, Mesdames, Messieurs, le fonctionnement du dispensaire Émile-Roux, devenu à Lille, par la générosité de chacun, l'œuvre de tous. Vous savez comment *il dépiste* la tuberculose chez l'ouvrier qui se disait atteint d'un rhume vulgaire ou qui se croyait défaillant par simple fatigue.

Il *avertit* et *conseille* l'ouvrier ; il lui dit toute cette part de vérités utiles — en un style approprié à son âge, à son sexe, à son intelligence, à sa condition — qu'on cachait hier encore aux tuberculeux, alors que, ne croyant guère la tuberculose guérissable, on ne voulait jeter ni les malades, ni leur entourage, dans le découragement et dans la désespérance.

A peine averti, l'ouvrier est déjà réconforté, se sentant, par les conseils d'un ancien compagnon — devenu moniteur de santé — parlant son langage, vivant une vie commune, ayant connu les mêmes besoins et les mêmes misères ; se sentant, dis-je, remis sur le chemin qu'on lui promet devoir le conduire à la santé.

Ce n'est pas seulement l'assistance matérielle, sous toutes formes, qui, par le dispensaire, est donnée au néotuberculeux, ce sont aussi, je le répète, toutes les vérités utiles le concernant lui et les siens ; toutes vérités qui travailleront : à son soulagement immédiat ; à son salut propre ; au salut de son entourage, à la sauvegarde du foyer, de la corporation et de la communauté.

Magistrature de santé de première juridiction ; office — si l'on peut ainsi parler — de simple police sanitaire individuelle, familiale et sociale, le dispensaire octroyant assistance morale, thérapeutique, hygiénique, au nouvellement blessé de la tuberculose et à sa famille, devient, comme le sont certaines œuvres allemandes, organe d'assistance au foyer, devient vraiment d'*Hauspflege*.

Allant au plus pressé, le dispensaire travaille à faire cette chose idéalement désirable que sera un jour l'assistance du tuberculeux dans sa famille et par la famille.

C'est cette assistance familiale des tuberculeux, désirable entre toutes, que mettait à l'étude le Congrès international d'Assistance familiale réuni à Paris en octobre dernier. Si pareille assistance ne paraît guère réalisable aujourd'hui (sans exposer à plus d'inconvénients et de dangers qu'elle ne peut offrir d'avantages), disons que rien, tant et si bien que les dispensaires et les sanatoriums, par l'éducation hygiénique pratiquée et répandue, n'en préparera l'avènement.

Vous n'ignorez pas que tout en travaillant à la double assistance prophylactique éducatrice et curative, le dispensaire Émile-Roux pense pouvoir mieux encore servir la première que la seconde, préparant, par l'éducation hygiénique donnée aux parents, un meilleur sort aux fils à qui devront être épargnées les misères tuberculeuses du père. C'est pour après-demain plus que pour aujourd'hui, qu'à Lille, prétend travailler le dispensaire.

Pourtant, la double assistance, la prophylactique et la curative; l'assistance double, immédiate et complète, certains dispensaires parisiens, depuis 1900, la veulent réussir, en l'unité de temps et de lieu, notamment le dispensaire de la rue Marcadet, à Montmartre, qui fait le plus grand honneur à l'initiative de son fondateur, le Dr Bonnet Léon, comme au dévouement de ses collaborateurs.

La tutelle morale, médicale et matérielle exercée sur les tuberculoses commençantes, les avertissements, les conseils, les encouragements, l'assistance, les secours, les subsides fournis aux néotuberculeux par le dispensaire, tout cela ne doit être qu'une partie de sa tâche.

Le tuberculeux inscrit au dispensaire, assisté par lui, la tâche du dispensaire n'est que commencée : il faut, au plus tôt, arracher le tuberculeux à son étroit logis où, en dépit de tous secours, en dépit de toutes les charités, il reste en mauvaise posture pour *s'évader* de la tuberculose, sans compter que, s'il reste dans sa famille, le tuberculeux peut — en dépit de toutes les mesures d'hygiène recommandées, insuffisamment ou inintelligemment appliquées — devenir un foyer de contage en même temps qu'une cause d'accroissement de misère. Et pourtant, le dispensaire se fie encore mieux à l'assistance qu'il donne chez lui au néotuberculeux, qu'à celle que sont sensés lui procurer nos hôpitaux urbains, partout encombrés, nullement aménagés pour procurer aux blessés plutôt qu'aux malades de la tuberculose : les soins matériels, la discipline de vie, l'hygiène, le repos, l'alimentation, l'air, l'espace indispensables à leur guérison.

Ne savons-nous pas que toutes ces choses manquant aux tuberculeux de nos grands hôpitaux, les quatre cinquièmes des poitrinaires n'entrent guère dans nos salles que pour y longuement mourir?

Apprenez, Mesdames, vous dont la charité se donne sans compter; apprenez, Messieurs, dont la philanthropie s'émeut de tant de misères, que les lourdes charges actuellement imposées à l'Assistance publique par la phtisie, servent presque exclusivement la cause de la charité consolatrice et de la solidarité pitoyable ; apprenez que vos sentiments de charité et de solidarité s'emploient à soulager et à consoler les phtisiques, nullement à les guérir !

Le problème de l'assistance des tuberculeux ayant été jusqu'à ce jour mal posé, nul étonnement qu'on aboutisse à de déplorables solutions. Disons-nous bien tous, tant que nous sommes, médecins, économistes, philanthropes, édiles, que si la Société, comme l'Assistance publique, s'imposait la tâche d'empêcher la tuberculose plutôt que de guérir les phtisiques, pour formidable que soit la tâche, non seulement les débours seraient moindres, mais l'argent dépensé serait productif, en ce sens qu'il coûte toujours moins cher de prévenir les maladies que de les arrêter et de les guérir; l'assistance donnée opportunément aux blessés de la tuberculose étant singulièrement moins lourde pour l'Etat, pour l'Assistance publique et pour les Mutualités que ne sont onéreuses les dépenses auxquelles entraînent la maladie et le décès des poitrinaires pendant les mois et les années qu'ils luttent et souffrent pour passer de vie à trépas!

***

Pour merveilleux moyen de prophylaxie, d'éducation hygiénique comme de premier traitement, que soit le dispensaire, apprenez qu'il ne peut, comme nous l'avons dit déjà, suffire à tout dans la généralité des cas. Pour parfaire l'œuvre de salut commencée, le dispensaire a besoin d'être doublé d'un *organe* de cure, d'un organe dont la fonction spéciale soit *la mise en traitement* du tuberculeux.

Pour combattre sûrement la tuberculose, il faut, par le sanatorium, dans le sanatorium, établir *une seconde ligne de défense* : tout dispensaire doit se doubler du meilleur agent de *cure* que nous ayons; il doit avoir dans sa sphère d'action, dans le rayon de vie de ses clients, à portée de la main, l'arme la meilleure que nous ayons, non plus cette fois seulement pour éduquer et pour protéger, mais pour guérir le tuberculeux.

Toute défense antituberculeuse bien comprise, entend que le néotuberculeux (n'ayant pas toutes sécurités de par l'assistance familiale) puisse trouver un sanatorium ;

qui le reçoive, le traite, le guérisse; qui, l'ayant guéri, apprenne à tous — comme on prouve le mouvement en marchant — famille, compagnons, patrons, mutualités (celles-ci si intéressées à souffrir le moins longuement et le moins lourdement possible des maux de leurs affiliés), corporations, syndicats ouvriers et patronaux, grand public, enfin :

1° Que la tuberculose est *curable*, contrairement à ce que trop de personnes imaginent encore;

2° Que le tuberculeux pauvre guérit : pourvu qu'on s'y prenne à temps; pourvu que tout le monde le veuille; pourvu que, par égoïsme ou par altruisme, on consente à y mettre le prix;

3° Que, par le sanatorium — quels qu'en soient d'ailleurs la forme et le modèle, pourvu que l'esprit et le principe vivifiant la méthode soient gardés — les médecins, comme les philanthropes, comme les mutualistes, aboutissent :

à une œuvre thérapeutique efficace;

à une œuvre bienfaisante;

à une œuvre de bonne économie.

Le sanatorium, véritable leçon de choses médicales et sociales, se charge de nous convaincre que, si tant de tuberculeux deviennent phtisiques, c'est que décidément la lutte est mal comprise, et cela, Mesdames, en dépit de vos bonnes volontés charitables, en dépit des meilleurs dévouements qui trop tard s'appliquent aux phtisiques alors qu'il leur aurait fallu s'appliquer aux tout nouvellement venus dans la tuberculose. Le mal triomphe en dépit de vos œuvres de toutes sortes, œuvres consolatrices mais non rédemptrices, que nous saluons, Mesdames, avec respect, et pour la foi qui les anime, et par le réconfort que vous mettez au cœur des malheureux; par vous ils connaissent autre chose que la désespérance !

Par le sanatorium aboutissant du dispensaire; par le sanatorium parfaisant l'assistance commencée dans les dispensaires; par la cure de sanatorium libérant son homme de la tuberculose, nous donnons au grand public la meilleure leçon de choses que je connaisse. Nous convertissons le public à deux idées qui, jusqu'à hier, manquaient à l'éducation des gens éclairés aussi bien qu'à l'éducation du populaire : la *curabilité* de la tuberculose d'abord; son *évitabilité* ensuite, celle-ci désormais obtenue par les enseignements et les habitudes d'hygiène que rapportera le tuberculeux rendu à la famille, à l'atelier, à l'usine, au village, au lendemain de sa guérison.

Voulez-vous savoir si nous nous illusionnons sur le rôle *curateur* du sanatorium populaire? Apprenez alors qu'à Hauteville (sanatorium de l'assistance lyonnaise), où du 1er janvier au 30 septembre 1901, il est entré 283 malades, 198 ont quitté le sanatorium : 41 ne présentent plus aucun signe de maladie; 43 guéris en apparence, tout en conservant quelques signes légers à l'auscultation; 61 très améliorés à tous les points de vue; encore que ces malades, entrés trop tard au sanatorium, auraient dû, suivant la judicieuse remarque du Dr Ebstein, faire une cure non point de 3 mois, mais de 4 ou 5 mois.

Pour ce qui est des sanatoriums allemands, les dernières statistiques portent que plus des deux tiers des malades entrés au premier stade de la tuberculose, sortent après trois mois de séjour « remis en pleine capacité professionnelle ».

Voulez-vous, maintenant, vous rendre compte de l'influence des sanatoriums populaires sur la *propagation*, ou mieux, sur la *raréfaction* de la tuberculose, il suffit, qu'ensemble, nous comparions ce qui se passe en France avec ce qui se passe en Allemagne.

Tandis, qu'en France, il n'y avait encore en 1899 que deux sanatoriums pouvant, avec leurs 260 lits d'adultes, sanatorier 780 ou 1.040 débutants tuberculeux, — suivant que le séjour du malade est de 3 ou de 4 mois — il y avait, en Allemagne, 64 sanatoriums pouvant, avec leur 5.771 lits, soigner annuellement jusqu'à 23.000 tuberculeux! Aussi la mortalité par tuberculose, pour 1 million d'habitants, après avoir été en Allemagne de 3.436 décès, dans la première période 1880-1886, tombait-elle à 2.896 dans la période 1887-1893, et à 2.421 dans la période 1894-1897; tandis, qu'en France, la mortalité suivait la progression contraire : de 2.823 en 1887-1893, passant à 3.503 en 1894-1897.

Cette statistique empruntée au professeur Brouardel, rapporteur général des travaux de la Commission extra-parlementaire de la tuberculose, instituée en 1899 par arrêté du Président du Conseil, ministre de l'Intérieur et des Cultes, n'est-elle pas la démonstration la plus éloquente, non seulement des ravages exercés par la tuberculose, mais encore de l'efficacité des sanatoriums pour la combattre?

S'il occupe dans le nouvel armement antituberculeux une des premières places, s'il tient, dans le traitement de la tuberculose (par l'ensemble des conditions spéciales extrêmement favorables, presque irréalisables en dehors de lui) un rôle prépondérant, c'est que le sanatorium représente *un organe* aux fonctions aussi multiples qu'essentielles s'adaptant : immédiatement aux besoins du *sanatorié*; médiatement, aux besoins de sa famille.

Tel que nous l'entendons, le sanatorium populaire est plus que la maison de cure ouverte au tuberculeux, pour que : par l'hygiène thérapeutique, par le repos, par l'alimentation appropriée, par la discipline corporelle, par la gymnastique pulmonaire, notre homme, en quatre mois, se libère de sa tuberculose.

Si, tout en n'ayant pas le monopole exclusif du traitement de la tuberculose, le sanatorium mérite le premier rang parmi les moyens médicaux et sociaux opposés à la maladie populaire, c'est que, en son organisation tutélaire complexe, il s'applique à bien d'autres tâches qu'à celle de la guérison immédiate de ses pensionnaires.

Le sanatorium entend, par contrat moral fait avec le sanatorié, que celui-ci, désormais, ne se reconnaisse plus d'autre souci ni d'autre devoir que ceux de sa guérison. En retour, le sanatorium, au moyen d'allocations proportionnelles au nombre de bouches à nourrir, veille sur la famille qu'affamerait l'invalidité de son chef.

Il n'est pas bon, il n'est pas humain que le dispensaire jugeant le sanatorium indispensable (tant dans l'intérêt du malade que dans l'intérêt de sa famille) toutes facilités ns soient pas immédiatement offertes à l'ouvrier pour se soigner. Il ne faut pas que l'ouvrier, à qui le médecin du dispensaire conseille le sanatorium, puisse hésiter dans les déterminations à prendre ; d'autant que la facilité et la rapidité de la guérison sont en raison directe de la hâte mise à se traiter.

Du moment qu'il est convaincu ou même prévenu de tuberculose, l'ouvrier doit être mis, sinon en demeure, au moins en mesure de se soigner pour guérir. Pour lui, ne doit plus entrer en discussion ou en balance l'avantage qu'il y aurait à travailler encore, quoique souffrant, pour que le salaire continuât à faire vivre la femme et les enfants. Il est cruel pour l'ouvrier, il est dangereux pour la famille, il est imprudent et immoral pour la société que le malade, redoutant pour les siens la misère noire et voulant lutter quand même, s'achemine de la tuberculose vers la phtisie, promenant, au bout de quelques semaines, sa contagion du logis à l'atelier, au magasin, à l'usine et par les voies publiques... puis, qu'un matin, exténué de toux et de fièvre, il s'en vienne mourir phtisique à l'hôpital, aux frais de la communauté ! Ce jour-là la société, en manière de représailles, aura à sa charge la veuve et les enfants tombés en détresse, allant porter, en d'autres taudis ou dans quelque orphelinat, le mal de misère légué par le père !

Guérison du tuberculeux : *assistance de la famille du tuberculeux*, assistance du tuberculeux pendant les quelques semaines qui suivront sa sortie du sanatorium (durant lesquelles on le fera souvent passer, soit par une maison ou un atelier de convalescence, soit par une colonie agricole ou horticole), voilà les grandes tâches qu'assumera le sanatorium. A ces diverses tâches il pourvoira par des allocations de toutes sortes, en nature ou en argent, par des subsides variant dans chaque cas particulier, une bourse de santé étant affectée à chacun des lits de tout sanatorium, qui ne saurait vouloir la guérison de ses sanatoriés s'il n'en voulait pas les moyens, *tous les moyens*.

Ce n'est pas seulement sous la forme : de salaires à équivaloir ; d'aliments, de vêtements à fournir ; de désinfection à exécuter au logis, que s'exercera, par le sanatorium, l'assistance procurée à la famille du tuberculeux sanatorié.

Enquêtant au logis du tuberculeux par son Comité médical *de l'extérieur*, — le comité médical *de l'intérieur* ayant, lui, la charge, le souci, la responsabilité des pensionnaires du sanatorium, — se faisant présenter la famille du tuberculeux, examinant chacun de ses membres, trouvant les enfants lymphatiques, malingres, souffreteux, prédestinés à la tuberculose, autant par faiblesse de constitution que par conditions mauvaises de vie que leur avait faites leur père; les voulant sortir du milieu d'insalubrité morale et matérielle dans lequel se sont écoulées leurs premières années. Le Comité médical *de l'extérieur* s'ingéniera à procurer à ce petit monde de lymphatiques, candidats à la tuberculose, l'assistance familiale, c'est-à-dire s'ingéniera à faire élever les enfants loin des milieux de condensation bacillaire que représentent la vie urbaine, l'école et l'apprentissage.

C'est le plein air; c'est la vie rurale; c'est le travail dans les champs avec la robustesse qu'il donne, avec l'endurance et la santé qu'ils procurent à la place de la contagiosité qu'ils évitent, qui conviennent à toute cette classe de déshérités, fils de tuberculeux, qu'il faut régénérer; dont il faut assoler le terrain; auxquels il faut donner une vitalité autre, un tempérament nouveau, une constitution rachetée, une éducation hygiénique nouvelle, sans lesquels ces enfantés de tuberculeux, de tuberculisables qu'ils sont, pourraient devenir tuberculeux.

* * *

Je ne saurais trop vous dire et vous répéter, que nulle part ailleurs que dans les sanatoriums ainsi entendus, la charité bien comprise et l'intérêt bien servi ne sauraient mieux trouver leur compte.

Si vous vous preniez à douter des avantages économiques des sanatoriums, il me suffirait — après vous en avoir dit les avantages thérapeutiques — de vous apprendre, Messieurs, que l'énorme mouvement d'opinion publique qui continue, en Allemagne, à se faire autour de la question des sanatoriums populaires, est issu de *nécessités économiques* et nullement de *préoccupations médicales et thérapeutiques.*

Personne, dans cette grande cité industrielle, n'ignore que, en Allemagne, des lois tutélaires rendent obligatoires les assurances ouvrières; assurances *contre la maladie* d'une part, assurances contre *l'invalidité et la vieillesse* d'autre part. L'assurance contre la maladie ne couvrant l'assuré que treize semaines durant, l'assurance contre l'invalidité et la vieillesse le prend à sa charge dès que la maladie se prolonge, comme c'est le fait habituel pour la tuberculose.

Moyennant une prime mensuelle de 1 fr. 65, l'ouvrier est assuré contre la maladie, l'invalidité et la vieillesse : c'est grâce à cette polyassurance que l'ouvrier tuberculeux est, d'emblée, admis au traitement dans un sanatorium.

La prévoyance sociale des lois allemandes est telle qu'elles comportent aussi l'assurance contre l'invalidité pour toute une grande catégorie d'individus qui, chez nous, est aussi digne d'intérêt qu'elle reste dépourvue de secours et de protection.

Grâce à l'assurance contre l'invalidité : professeurs, instituteurs, ouvriers en chambre, petits employés, patrons à un seul ouvrier, domestiques, qui peuvent faire les frais d'une maladie de treize semaines sans plus, ont la facilité, atteints de tuberculose, d'être soignés dans les sanatoriums.

C'est par ce côté social, c'est par ce côté mutualiste, c'est vraiment par le côté économique que le sanatorium, instrument de prophylaxie et de cure de tuberculose, est devenu le principal rouage de tout un système de prévoyance et d'assistance mis aux mains de Sociétés d'Assurances contre l'invalidité auxquelles la Loi, en Allemagne, fait aux ouvriers, comme aux patrons, obligation de payer.

S'étant aperçue que, sur 1.000 ouvriers allemands devenus invalides — comme tels passés à la charge des caisses d'invalidité — entre l'âge de 20 à 24 ans, 548 *étaient des tuberculeux*, l'administration centrale des Assurances de l'Empire contre l'invalidité ne trouva pas de meilleur remède à ce ruineux état de choses que la création des sanatoriums populaires.

En faisant, par ses médecins, dépister la tuberculose pulmonaire à ses débuts — comme le fait ici votre dispensaire Émile-Roux ; — en faisant connaître à ses ouvriers intéressés le péril qui les guette, la Caisse d'Assurances contre la maladie soigne, en sanatoriums, les malades à la minute même de leurs premières atteintes. De cette manière :

elle *protège* compagnons et famille contre la contagion ;

elle *guérit* les malades soumis à temps à la cure hygiéno-diététique, et, leur permettant de rentrer à l'atelier, *décharge* d'autant la Caisse d'invalidité.

Du chef de cette organisation, les Caisses d'invalidité, en 1899, à l'époque où je prenais part au congrès de Berlin, avaient trouvé moyen de réaliser un bénéfice de plus *d'un million de marks*, résultat qui, pour n'être déjà pas négligeable en lui-même, vous apparaîtra énorme, Messieurs, si vous voulez bien songer à toutes les contagions évitées aussi bien dans les ateliers que dans les familles.

C'est pour assurer la direction des efforts nécessaires à ce mouvement, qu'un Comité Central a été organisé à Berlin sous la protection de Sa Majesté l'Impératrice-Reine et du Chancelier de l'Empire ; les efforts immédiats dudit Comité entendaient, en 1899, s'appliquer à doter l'Empire allemand de 30 sanatoriums populaires nouveaux contenant 3.000 lits; la moitié au moins de ces sanatoriums fonctionnent aujourd'hui. Il faut, pour expliquer le mouvement d'opinion publique qui se fait en Allemagne autour de la question des sanatoriums, savoir que tous les groupes sociaux de l'Empire participent à l'établissement des sanatoriums : État, provinces, communes, offices d'assurances, industriels, associations, mutualités, la Croix-Rouge, etc.

Cependant, chez nous, en dehors du sanatorium d'Angicourt, appartenant à l'Assistance publique parisienne ; en dehors du sanatorium d'Hauteville, œuvre de l'Assistance publique lyonnaise, ce qui se fait, ce qui s'organise, ce qui se fonde, ce qui se projette en matière d'assistance de tuberculeux pauvres est affaire de fondations particulières, d'initiative privée, tels : le sanatorium René-Sabran, à Hyères; l'asile de Villepinte pour jeunes filles anémiques ; l'Œuvre des enfants tuberculeux d'Ormesson ; le sanatorium orléanais; le sanatorium nancéen; le sanatorium de Bligny, qu'achève l'Œuvre des sanatoriums populaires parisiens; tels les établissements intercommunaux ou départementaux projetés sur différents points du territoire.

C'est un sanatorium populaire départemental que, Messieurs, vous rêvez d'édifier à la lisière de la forêt d'Avesnes, loin des poussières de vos ateliers et des fumées de vos usines ; c'est là, presque au centre de votre département, que, par philanthropie autant que par intérêt, vous construirez votre maison de cure ; vous la ferez baignée de soleil ; vous la bâtirez sur un sol perméable, bien drainé; entourée de verdure ; inondée de lumière ; pourvue de fenêtres béantes et de galeries ouvertes. C'est là que vous apprendrez à vos tuberculeux à se guérir, à leurs familles à se garer de la tuberculose.

Vous mettrez, Mesdames et Messieurs, votre point d'honneur à construire votre sanatorium départemental, comme : par la création du Dispensaire Émile-Roux ; par l'éducation hygiénique donnée dans toutes vos écoles ; par la salubrité installée dans les logements ouvriers aussi bien que dans les ateliers et dans les usines ; par la propagande antituberculeuse faite dans les villes et les bourgades ; par la création de vos Œuvres d'assistance ; vous mettrez, dis-je, votre point d'honneur à ce que, à l'instigation de la Société industrielle du Nord, soient, chez vous, par vous, pratiqués tous les devoirs de morale sanitaire que nous prescrit la solidarité sociale, si déjà l'égoïsme le plus étroit ne nous les commandait.

Dites-vous bien que l'État, les provinces, les communes, les corporations, les familles qui voudront s'assurer contre la morbidité et la contagion de la tuberculose, n'arriveront à éteindre l'une et à échapper à l'autre, qu'autant qu'ils le mériteront par leurs institutions ou leurs mesures de prévoyance et d'assistance, au premier rang desquels s'impose le sanatorium populaire *doté de caisses de secours.*

*
* *

Le troisième moyen médico-social dont nous devons pouvoir disposer pour efficacement lutter contre la tuberculose, est l'**hospice** ouvert aux phtisiques. Remarquez que c'est à dessein que je dis **hospice** et non hôpital, car, en fait, il s'agit de refuges destinés à des malades pour lesquels la guérison est bien aléatoire, alors que leur contagiosité ne l'est guère ; il s'agit de refuges semblables à ceux que toute société pitoyable doit aux incurables.

Dans des hospices suburbains ou ruraux, les phtisiques — refusés si nombreux par nos hôpitaux — devraient pouvoir trouver place, tous les phtisiques au moins qui sollicitent secours et soulagement. Aux phtisiques, *qui le demandent*, pareils refuges devraient être grands ouverts :

d'abord, par humanité, pour que le phtisique y soit secouru, soulagé, consolé ; pour que la mort lui soit douce ; ensuite, pour que le phtisique ne devienne pas foyer d'infection tuberculeuse, contagionnant d'autres malheureux, ceux-ci assurant la pérennité de la tuberculose comme autrefois les lépreux, pendant des siècles, ont entretenu et disséminé la lèpre.

Est-ce que la société, dans ses préoccupations légitimes de défense antituberculeuse, n'a pas le devoir — elle le fait bien en construisant des hospices et des maisons de santé ouverts aux aliénés — de se protéger, par la création de services spéciaux, contre les phtisiques, comme elle se protège contre ces autres malades, cent fois moins dangereux, que sont les vésaniques ?

*
* *

Le quatrième moyen médico-social de défense antituberculeuse, dont l'essence est de viser la *prévention* de la tuberculose, est fait de toutes les Œuvres qui, prenant en tutelle : l'enfant candidat à la tuberculose (ou même suspect d'être déjà touché), l'enfant délicat, prédestiné, le place, momentanément ou à très longs termes, en telles conditions que le changement de milieux lui assure une vie hygiénique.

Nombreuses sont aujourd'hui en France les Œuvres qui, par le placement d'enfants à la campagne, se sont donné la mission, non seulement de les éloigner des contacts bacillifères, mais encore d'assoler leur terrain, de robustifier leur constitution, de changer leur tempérament, de retremper et de régénérer la race.

C'est à ces multiples fonctions de puériculture, d'élevage hygiénique, d'hygiène thérapeutique, de traitement préventif, que pourvoient les Colonies rurales, les Colonies de vacances, l'Assistance marine, dont l'État, les départements, les communes ne sauront jamais assez seconder les efforts.

Par nos *Colonies scolaires de vacances*, au nombre de 19, par nos 32 Colonies rurales des écoles, 8.216 enfants ont pu, l'an dernier, être envoyés à la campagne, à la montagne ou à la mer, pour y vivre de la vie de lumière et d'air pur pendant plusieurs semaines ou plusieurs mois. Parmi les armes préventives, les Colonies rurales doivent être proclamées les meilleures, pour remettre sur le chemin de la santé les enfants fatigués, délicats ou menacés.

On ne dira jamais assez combien la résistance aux maladies, particulièrement la résistance à la contagion tuberculeuse, sont renforcées par la vie au grand air, surtout pour les enfants vivant dans les logements des villes industrielles où l'espace est compté et l'air vicié par toutes sortes de promiscuités.

Puisque nous savons que, dans nos villes, les enfants pauvres paient le plus lourd tribut à la tuberculose, il faut que le plus grand nombre des déshérités de la fortune puissent participer aux avantages des Colonies de vacances. Un prodigieux effort doit être fait par toute la France si nous voulons seulement approcher de ce qu'ont réussi certains de nos voisins avec leurs colonies rurales ou leurs demi-colonies de vacances — au nombre total de 171 pour l'Allemagne, au nombre de 57 pour la seule ville de Berlin — par lesquelles ont passé 32.000 enfants, moyennant une dépense de 932.883 marks représentant une dépense de 36 fr. 30 par enfant mis au vert.

Le fonctionnement de ces *Sommerpflege*, comme les appellent les Allemands, est tel qu'une fois les enfants inscrits à l'assistance d'été, l'Œuvre les prend sous sa garde, veillant, après comme pendant les vacances, sur leur santé et leur hygiène, exerçant ainsi, à leur endroit, la meilleure des médecines, la médecine préventive. Cela pour le plus grand bien de l'éducation hygiénique des parents, cela pour le plus grand réconfort d'êtres débiles vivant constamment dans un état de gêne et de misère, source et commencement de maladie.

Sous raisons et sous résultats de vacances à passer à la mer, à la montagne ou à la campagne, l'Œuvre allemande assure et réussit une tâche plus étendue que l'on pourrait croire, continuant en tous temps la surveillance au delà de l'école, jusque dans les familles. Par le but poursuivi, par les résultats obtenus, l'Œuvre allemande mérite pleinement le nom qu'elle porte d'*Hauspflege*, Assistance au foyer.

Vous trouverez, dans le Rapport fait au Congrès britannique par M. Bompard, député de la Seine, exposés les efforts faits chez nous, à Paris et en province, par les Caisses des Écoles, pour donner au plus grand nombre des enfants citadins le bénéfice des vacances rurales, et, par elles, l'assistance au foyer.

Cette assistance au foyer vaut, Mesdames, surtout par l'initiative des gens de cœur qui, aussi dépensiers de leur leur temps qu'économes des deniers de la Caisse des

Écoles, font des merveilles, tel M. Comte, qui, à Saint-Étienne, trouve moyen d'envoyer 1.000 enfants à la montagne; tel le Dr Langlet, qui place 67 enfants citadins chez des cultivateurs et chez des vignerons de la campagne de Reims; telle la ville de Copenhague, qui réussit à verser dans la campagne 10.000 de ses enfants!

Médecins, nous ne vous dirons jamais assez combien, par quelques journées de courses en plein air, pour nos petits anémiques et scrofuleux, peuvent être évitées de semaines passées à l'hôpital. On ignore trop encore tout ce que, dans le développement de l'enfance, arrêtent, pervertissent, compromettent l'air vicié, l'immobilité contrainte, la malpropreté! On n'imagine pas assez tout ce que donne d'élan et de réconfort la liberté de vie et de mouvement à l'air pur, au soleil. Il faut, pour l'apprécier, savoir comment reviennent de la campagne nos petits citadins alors que, pendant un mois, ils ont joué aux petits paysans. Les chiffres sont là pour prouver que, en quelques décades, ils ont gagné plus de couleurs, plus de poids, plus de taille, plus de muscles qu'ils n'avaient su faire à la ville pendant des mois entiers.

Si l'on a pu vous dire, Mesdames, que la moralité et l'éducation d'un homme ne valaient guère que par ce qu'elles avaient été dans son enfance; n'est-il pas plus juste encore de vous apprendre que la vigueur de l'homme ne vaudra guère que par la santé que vous aurez su faire à l'enfant? Cette vérité deviendra précepte le jour où les pédagogues, autant que les hygiénistes, se soucieront enfin d'une science et d'un art dont aujourd'hui encore bien peu ont cure. Comme si l'élevage de l'enfant, comme si la Puériculture ne devrait pas être une des grandes préoccupations de l'École; comme si on ne devrait pas donner à l'enfant l'air, la lumière, l'espace, le mouvement avec autant de largesse qu'on met de parcimonie à les lui compter, prenant ainsi juste le contre-pied de ce que font l'éleveur et l'horticulteur, qui laissent *s'épanouir* les jeunes animaux et les jeunes plants, ayant appris des lois de la Nature que les uns et les autres, suivant l'expression dont, Mesdames, vous vous servez pour vos bébés, ne *poussent* qu'à l'air et à la lumière !

Si plusieurs semaines passées à la campagne ou à la montagne sont un véritable bienfait pour nos écoliers débiles, fatigués, prédisposés, que ne vous dirons-nous pas des séjours faits par eux à la mer pendant quatre, huit ou douze mois? L'Assistance marine, sous toutes ses formes, a depuis longtemps montré ce qu'elle savait faire des enfants des villes, délicats, lymphathiques, rachitiques, candidats à la tuberculose, prêts à toutes les misères comme à toutes les contagions.

Pour fréquentées, pour courues que soient nos plages, toutes nos plages, aussi bien celles de la Manche, celles de l'Atlantique, que celles de la Méditerranée, apprenez qu'elles ne le sont nullement comme elles devraient l'être : apprenez que tout autrement l'assistance marine devrait servir la puériculture, particulièrement dans notre pays, dont la dépopulation est ce que nous savons.

Médecins et parents, nous ne demandons pas assez à la mer : nous la tenons pour curative, alors qu'elle vaut plus et mieux que cela, alors que nous devrions en faire à la fois une arme *curative* pour nos petits malades, et une arme *préventive* pour toutes ces légions d'enfants déchus et menacés, qui devraient hanter la mer avant qu'ils fussent souffrants, qui devraient hanter la mer pour ne pas devenir malades.

C'est ce que, avec grand sens, a compris le Conseil

municipal de Paris en établissant, près Biarritz, le sanatorium d'Hendaye, destiné à cent filles et à cent garçons.

Hendaye, véritable maison de puériculture, a pour fonction d'amender le terrain de la gent infantile parisienne débile, délicate, dégénérée plutôt encore que malade.

C'est également comme *organe* d'hygiène thérapeutique et de *médecine préventive* que s'est fondé le sanatorium d'Arcachon, une des œuvres maîtresses du Dr Armaingaud ; c'est à la prévention encore, autant qu'au traitement du lymphatisme, de la scrofule et de la tuberculose des enfants lyonnais, sous l'égide du Dr Vidal, qu'est consacré l'établissement de Gien ; c'est dans le même but que, l'an dernier, la marquise de Kergariou fondait Roscoff; c'est le même rôle qu'a su si bien remplir l'*Œuvre des hôpitaux marins* (à Saint-Trojan comme à Banyuls), sous la direction de son illustre président Bergeron ; c'est la même tâche qui se poursuit sur vos plages voisines, à Malo-les-Bains, à Saint-Paul-sur-Mer, dans les hôpitaux de Berck ; dans les établissements qui s'échelonnent sur la mer d'émeraude, sur l'Atlantique comme sur la mer bleue. Dans 24 stations, réparties le long de notre littoral (que nous avons fait figurer, le Dr Sersiron et moi, sur notre carte de France de l'armement antituberculeux), 3.923 lits représentent, pour la défense contre la tuberculose, autant d'*armes préventives*. Il ne dépend que de vous, Messieurs, que tant d'enfants scrofuleux — au lieu de faire, dans des salles encombrées et sous d'étroits préaux d'hôpitaux et d'hospices de vos villes, d'interminables et malencontreux séjours — soient acheminés vers les sanatoriums marins.

Il dépend des conseils municipaux, comme des conseils généraux, de voter *des bourses de santé à la mer* à tels ou tels des enfants scrofuleux pauvres, comme, souvent, ils votent des bourses d'apprentissage ou de voyage à leurs écoliers les plus méritants.

Pour s'excuser de ne pas plus et mieux recourir aux merveilleux moyens défensifs et préventifs que sont les hôpitaux marins, conseillers municipaux, conseillers généraux et mutualistes auraient mauvaise grâce à invoquer la question d'argent.

Il me serait facile de leur démontrer combien de journées d'hôpital, combien de maladies, combien de mutilations, combien d'infirmités, combien enfin de foyers de contagion pourraient être évités par de longs mois passés à la mer.

Que l'on compare, à cet égard, le prix d'une journée d'hôpital, en médecine et en chirurgie, à Paris, à Lyon ou à Lille, par exemple, avec la pension d'un sanatorium d'Arcachon, de Saint-Trojan, de Banyuls, de Gien et d'Hendaye, et l'on sera convaincu, qu'au point de vue financier, qu'au point de vue économie sociale comme au point de vue thérapeutique, l'avantage appartient aux hôpitaux marins, dont la place, dans notre armement antituberculeux, reste vraiment prépondérante, puisque, non seulement ils aident à guérir tant de tuberculoses confirmées, mais encore et surtout à libérer des infirmités et des maladies qui les guettent toute une légion de prédisposés.

Je m'en voudrais fort, Mesdames, Messieurs, si, dans cette première partie de ma conférence, plutôt sévère, je n'avais pas réussi à vous clairement exposer ce que sont comme armes préventives, curatives et défensives, les dispensaires, les sanatoriums, les hospices antituberculeux, les colonies de vacances, les sanatoriums marins.

Je m'en voudrais si, en dépit de votre si bienveillante attention, je ne parvenais pas à vous faire sentir qu'il y va de l'intérêt de tous de se soucier du péril commun, et de savoir se défendre contre la tuberculose.

A défaut de nobles sentiments de solidarité qui déjà ont amené les Lillois à souscrire au dispensaire Émile-Roux, et qui, demain, les feront souscrire au sanatorium que vous projetez d'élever près d'Avesnes, l'égoïsme ne devrait-il pas pousser les indifférents — si, par aventure, il s'en pouvait trouver dans le département du Nord — à combattre le bon combat?

La santé de chacun étant faite de la santé à tous, il ne saurait être indifférent à personne que, dans votre Flandre, le nombre des tuberculeux contagionnants allât en diminuant au lieu de progresser!

*
* *

En ayant fini avec les MOYENS MÉDICAUX opposés à la tuberculose, il me reste à vous parler des moyens sociaux. Leur importance, comme à moi, vous apparaîtra considérable, si vous vous rendez bien compte que le public sera fort contre le péril commun le jour seulement où, par l'éducation hygiénique reçue, par les mœurs éduquées et par les principes de solidarité sociale inculqués, le public, dis-je, aura l'instinct du mal à éviter, comme l'instinct du devoir à pratiquer.

LES MOYENS SOCIAUX qu'il me reste à vous exposer ont une extrême importance au point de vue préventif. Il n'en saurait être autrement après ce que je vous ai dit, en commençant, des causes préparantes et efficientes du mal de misère et d'ignorance qu'est la tuberculose, la maladie contagieuse, évitable par essence.

Les moyens sociaux s'attaqueront aux causes occasionnelles — combien nombreuses! — prédisposantes dont l'influence est quasi prépondérante, trop de terrains s'offrant à la graine tuberculeuse partout essaimée.

Le premier des moyens sociaux est l'Éducation, premier en date comme en importance, puisque, prenant l'enfant aux impressions naissantes des sens et de l'esprit, il créera chez l'enfant l'instinct et les habitudes hygiéniques. Commençant à la petite école, les leçons de choses mèneront l'écolier de l'enfance à l'adolescence, se continuant à l'école secondaire, aussi bien qu'aux écoles spéciales.

Le premier en date, comme en importance, je le répète, des moyens sociaux antituberculeux, est l'*éducation hygiénique à l'école, dans toutes les écoles*; à l'école primaire comme à l'école secondaire, comme à l'école ménagère, comme à l'école d'apprentissage, comme à l'école industrielle, comme à l'école agricole, comme à l'école du soldat, comme aux écoles supérieures : Éducation hygiénique générale; Éducation antituberculeuse, auxquelles il est indispensable de préparer d'abord les maîtres, tous les maitres, laïques ou autres, de quelque sorte d'enseignement qu'ils soient.

C'est vraiment à l'école qu'il appartient, par des leçons de choses, par des images, par des dictées, par des conférences, par un enseignement dont les formes sont à trouver; c'est à l'école qu'il appartient de répandre dans les masses les préceptes de l'hygiène individuelle familiale et de l'hygiène publique.

Il y a dans cette éducation hygiénique tout un thème à développer pour nos instituteurs et nos institutrices publics qui, avec tant de zèle, se donnent aux *œuvres complémentaires de l'école*.

C'est dans cet ordre d'idées qu'un enseignement nouveau devrait être donné dans les écoles primaires supérieures, de façon que le maître d'école soit à même d'être éducateur en hygiène; il faut désormais que la pédagogie ait d'autres soucis que ceux de la grammaire : il faut que la puériculture soit inscrite dans les programmes scolaires; il faut que les pédagogues aient cure de l'élevage, qui, commencé dans la famille, doit logiquement se poursuivre à l'école; il faut, qu'à l'école aussi, l'éducation physique soit organisée.

Il faut, qu'à l'école, comme dans la famille, la morale civile et religieuse soit mise au service de l'hygiène; que le *mens sana in corpore sano* des anciens ne soit pas lettre morte dans nos maisons d'écoles.

Il faut que la santé et la force — c'est-à-dire la résistance au travail comme aux maladies — soient enseignées, prêchées, pratiquées et honorées comme des vertus, puisque santé et force sont au premier rang de nos devoirs familiaux et sociaux. Dans la famille, dans une communauté, comme dans une mutualité, comme dans la Société, la force de tous ne vaut-elle pas ce que valent la santé et la résistance de chacun? Ne sont-ce pas des vertus, dans le sens propre du mot, la santé et la vigueur, puisque (la tuberculose étant évitable comme la plupart des autres contagions) la susceptibilité de l'un de nous à contracter la maladie devient une menace pour tous; puisque les maladies peuvent passer des enfants aux parents ou réciproquement; puisque les maladies peuvent gagner les camarades de classe, comme les compagnons d'atelier, comme les voisins de chambrée? Santé et force sont bien pour l'individu, pour la famille comme pour la Société, des vertus qui passent richesse, puisque la faiblesse comme l'invalidité de l'un quelconque des membres d'une famille, d'une mutualité, d'une corporation, accroît les charges de la communauté.

C'est parce que la vigueur et la santé sont le meilleur des biens que puissent léguer les parents aux enfants, que la Société a le devoir de faire connaître aux enfants avec la valeur de leur héritage, les moyens de préserver et d'augmenter leur capital-santé, tout comme la Société prend soucis, par l'école, d'ouvrir l'intelligence des enfants, de développer leur jugement, et de les préparer au métier qu'ils doivent exercer.

Avec des formules, avec des exemples appropriés aux âges et aux sexes des écoliers, le maître devrait apprendre à ses élèves à se tenir en propreté et en santé, comme il leur enseigne la propreté du langage et de l'écriture en leur apprenant l'orthographe. Le maître devrait enseigner, aussi bien ce que doit être la salubrité du lieu dans lequel nous vivons, que ce que doivent être la propreté et la sobriété. sans lesquelles il n'y a de sécurité pour personne, même pour les plus robustes d'entre nous.

Que sert à notre démocratie d'avoir déclaré l'instruction obligatoire, si l'École ne met pas au cœur de l'enfant la notion des *devoirs de l'homme*? Que sert d'avoir enfin doté la moindre de nos bourgades de maisons d'écoles qu'on a voulu inondées de lumière, égayées de soleil, si la salubrité de la classe, si la santé des élèves, si la gaieté de l'école ne donnent pas, par l'hygiène et pour l'hygiène, des leçons de choses chaque jour, par les yeux, apprises à l'enfant, et par l'enfant redites aux parents?

Remplit-il son rôle d'éducateur, tout son rôle d'éducateur, le maître, s'il ne trouve ni l'occasion ni le moyen d'instruire ses élèves sur ce qu'est la tuberculose, comme il leur dit ce que sont la foudre, la grêle, le phylloxera ou encore la peste et le choléra dont parfois parlent les parents à la veillée? Remplit-il son rôle d'éducateur, le maître qui, ayant charge d'écoliers, ne leur apprend pas qu'ils auront à compter avec un ennemi, avec la tuberculose, mal contagieux, évitable?

Notre santé, à tous tant que nous sommes, étant dépendante :

de la SALUBRITÉ des gens, des animaux, des plantes, des choses qui nous entourent : de l'air que nous respirons; de l'eau et du lait que nous buvons; de la viande et des fruits que nous mangeons;

de la PROPRETÉ du corps, des vêtements et du logis, qui, nous protégeant contre les parasites visibles et invisibles, nous défendent contre toutes souillures;

de la SOBRIÉTÉ par laquelle l'homme robuste sachant diriger ses appétits garde l'intégrité organique et fonctionnelle de son corps tout comme font les bons mécaniciens qui, en combustibles comme en eau, alimentant ni trop ni trop peu chaufferie et chaudière, prémunissent vos machines à vapeur aussi bien contre les usures et les à-coups que contre les explosions.

Je voudrais que, dans les écoles, dans toutes les écoles de la métropole et des colonies, à côté de notre devise républicaine :

LIBERTÉ, ÉGALITÉ, FRATERNITÉ,

fussent, en grosses lettres, écrits les trois mots :

SALUBRITÉ, PROPRETÉ, SOBRIÉTÉ.

Je voudrais savoir, cette devise, comprise et méditée par les maîtres, être par eux, lue, expliquée, commentée, à toute la gent scolaire, filles et garçons, et cela en une série de leçons de choses, en une série d'exemples et d'applications dont le texte varierait naturellement avec le maître enseignant et avec le milieu enseigné. Je voudrais, pour montrer en quelle haute estime il tient la MORALE SANITAIRE, que ce fût le Grand Maître de l'Université, qui, par une ordonnance ministérielle, décrétât l'obligation d'enseigner sur la salubrité, sur la propreté, sur la sobriété.

La salubrité, la propreté, la sobriété devenant à l'École matières à préceptes et à pratiques pour l'enfant, pour l'adolescent et pour l'adulte, c'est par l'enfant, par l'apprenti, par l'adulte que les habitudes sanitaires seraient apportées dans la famille, dans l'atelier, au magasin, au comptoir, à l'usine, et cela aussi bien au village que dans les bourgades et dans les villes.

De cette manière, grâce à des habitudes contractées à l'école, les mœurs et les pratiques sanitaires passeraient de l'école dans la famille, et de la famille à toutes les collectivités.

Ce ne seraient plus seulement les instituteurs qui deviendraient éducateurs en Hygiène : ce seraient tous les élèves des écoles, se faisant insciemment moniteurs d'hygiène ; ce seraient les parents, ce seraient les ouvriers, les artisans, les chefs d'atelier, les syndicats patronaux et ouvriers, ce seraient les mutualités, ce seraient nos édiles, qui, cédant sous la poussée d'instincts et de besoins nouveaux, seraient forcés de pratiquer, au compte des communautés, des corporations, des collectivités et de la Société tout entière, LES GARANTIES SANITAIRES NÉCESSAIRES.

D'après le programme universitaire que je conçois, d'après ce programme D'ÉDUCATION INTÉGRALE, la propreté serait enseignée et pratiquée dans toutes les écoles ; elle serait exigée pour les locaux et les maîtres d'abord, pour les élèves ensuite.

Le rôle perfide des poussières serait indiqué, expliqué aux enfants ; les classes ne seraient pas balayées, — surtout ne seraient jamais balayées par les enfants comme cela se fait trop souvent ; — la serpillière humide remplacerait le balai de crin ou de bouleau ; la serviette humide remplacerait l'époussetage au plumeau ; les préaux seraient lavés à grande eau ; les poussières ramassées, les lambeaux d'étoffes, les chiffons de papier, les détritus de toutes sortes ne seraient jamais jetés au vent des cours, des préaux et des jardins : ils seraient portés au loin, ou mieux brûlés, de façon à ce que les enfants ne cèdent pas à la tentation que nous leur connaissons de jouer au milieu des tas de sable maculés d'ordures, véhicules de tant de germes morbides.

Cette question du non balayage de la classe, comme du non balayage des magasins et ateliers (l'une et les autres devraient pouvoir être chaque jour lavés à grande eau comme l'est le pont d'un bateau), comme la propreté des mains, comme la propreté du vêtement, devrait, chaque jour, faire l'objet d'observations commentées par le maître.

De même, dans toute classe de filles devraient être données des leçons d'ÉDUCATION MÉNAGÈRE, instruisant l'enfant : sur ce qu'est la propreté détaillée du corps, la propreté du linge, la propreté du logis ; sur ce que vaut le trempage du linge de lit, de corps et de table, dans l'eau bouillante, comme moyen à la fois efficace et économique de désinfection.

Ces exemples, ces pratiques, ces habitudes de propreté ménagère pris en classe, la fillette les rapporterait au foyer paternel et, plus tard, en ferait bénéficier la santé de sa nouvelle famille.

Quels progrès, et combien rapides, et combien économiques, ferait l'éducation dans les masses si l'on prenait seulement soin, par des leçons de choses, d'inculquer les éléments d'hygiène domestique et d'en *démontrer la pratique* aux filles de *toutes* nos écoles, apprenant aux enfants des écoles primaires les choses indispensables de la vie matérielle, comme on le fait à Saint-Denis, dans les Maisons de la Légion d'honneur !

Pour nous en fier aux fruits que porterait plus tard l'éducation ménagère ainsi donnée aux filles à l'école primaire, à l'école secondaire, ou à l'école d'apprentissage, nous n'aurions qu'à nous souvenir, Mesdames, de la parole dite par Jules Simon, à cette place même que j'ai l'honneur d'occuper, quand il vint à Lille vous faire une conférence sur L'ÉDUCATION.

C'est ici, je crois, qu'il formula cette maxime profonde dont personne, mieux que nous autres médecins, n'approuve la justesse : « Chaque fois que l'on instruit une femme, c'est une petite école que l'on fonde ».

C'est de l'école ménagère que l'enfant devenue jeune femme apportera les habitudes de salubrité et de propreté : qui feront que plus jamais les poussières des chambres de malades, soulevées par le balai et par le plumeau ne retomberont sur les berceaux; qui garderont les enfants de la prosmiscuité, de l'haleine et des caresses des tousseurs : qui feront aérer et ensoleiller le lit et la chambre de l'enfant, la jeune mère se souvenant du proverbe — dix fois à l'école devant elle commenté — que *là où n'entre pas le soleil, entre le médecin.*

La jeune mère saura pourquoi la lumière et l'air étant aussi indispensables aux enfants qu'aux fleurs, ceux-ci doivent pouvoir respirer un autre air que celui d'alcôves ou de chambres jamais aérées, comme ils doivent pouvoir se baigner dans d'autres lumières que dans la pénombre de cabinets obscurs ou de courettes sombres, humides et puantes.

Ce sont ces mères qui, vivant les leçons de choses données à l'école, auront l'instinct de l'hygiène domestique et familiale. Ce sont ces mères qui sauraient, demain, en vouloir aux édiles parisiens, si certains d'entre eux, ne craignant pas de tirer de l'air pur et du soleil autant d'impôts somptuaires, commettaient la faute de taxer lourdement les terrains de Paris encore laissés en jardins !

Comme si nos édiles, ce faisant, ne commettraient pas une faute antihygiénique, antidémocratique, antiesthétique :

faute contre l'Hygiène, puisque bâtir dru et serré, c'est densifier la population au lieu de l'éparpiller, diminuant d'autant le cubage d'air de chacun des habitants de tout un quartier; c'est forcer chaque individu à ne respirer que dans la poussière de la rue ou dans le relent des cours-puits ;

faute contre la Démocratie, puisque c'est faire que, dans les logements de prix abordable — qui sont les logements du plus grand nombre — n'arrive plus jamais, avec une lumière courte et oblique : un air purifié, ozoné par l'ensoleillement des grands espaces, *dépoussiéré* par son tamisage au travers des arbres feuillus ; un air désinfecté par les senteurs échappées aux fleurs et aux bosquets des jardins ;

faute contre l'Esthétique, puisque des rues interminables, flanquées de maisons pareillement hautes, n'ayant autour d'elles d'autres perspectives et d'autres espaces que des chaussées et des trottoirs poussiéreux, seront bien faites pour éveiller l'idée d'une cité populeuse, mais ne donneront jamais la sensation d'une vraie grande ville, puissante, saine et belle : *Urbs sana in campo sano !*

Combien, en pareille matière, ne pense-t-on pas et ne procède-t-on pas différemment sur les rives de la Tamise que sur les bords de la Seine!

Il n'est point venu encore aux édiles de Londres, l'idée de taxer les plates-bandes et d'imposer les parterres fleuris. Nos voisins, qui ont tant fait pour la salubrité de leur capitale, donneraient plutôt une prime à quiconque raserait sa maison pour planter un jardin! Ne savons-nous pas comment nos voisins, qui apprécient tout ce que valent pour la salubrité publique les grands espaces plantés et ensoleillés; ne savons-nous pas comment et combien ils aiment leurs parcs et leurs jardins; ne savons-nous pas que les Anglais ne parlent jamais de Hyde-Park, de Regent's Park, du Kensington Gardens, de Victoria Park sans les appeler *les poumons* de Londres?

A celles d'entre vous, Mesdames, qui trouveraient que, dans l'éducation hygiénique générale réclamée de l'école, je donne trop d'importance aux questions de poussières et de balayage, je répondrais, d'abord : qu'en matière d'hygiène, il n'y a pas de petites choses; qu'en matière de santé, il n'y a pas de précautions inutiles; je répondrais ensuite, que les poussières respirées ou avalées sont les grandes vectrices des germes morbides des maladies évitables, DE LA TUBERCULOSE PARTICULIÈREMENT, puisque, chaque jour, des millions de bacilles tuberculeux sont essaimés par les tousseurs, qui, dans la rue, crachent au vent; qui, dans les lieux publics, crachent sur le sol;

qui, dans les maisons, crachent sur les parquets ou sur le carrelage des cheminées.

Autant de crachats jetés à terre qui, s'y desséchant et se mêlant aux poussières, font celles-ci pestilentielles, puisque, respirées ou encore avalées avec des fruits ou des pâtisseries achetés aux éventaires des marchands de la rue (pour peu qu'elles tombent sur des terrains préparés), ces poussières bacillifères donneront naissance à de nouvelles germinations tuberculeuses.

Voilà comme le passage ou le séjour de poitrinaires dans les habitats privés ou dans les lieux publics, crée et entretient des foyers de contagion ; voilà comme, là où a vécu, là où a passé un poitrinaire, renaît la tuberculose, créant de véritables épidémies de maison, d'atelier, de caserne, etc.

Voilà pourquoi nous faisons la guerre aux crachats, voilà pourquoi, nous voulons l'extermination des germes tuberculeux. Voilà pourquoi, si la civilité puérile et honnête veut qu'on ne se mouche pas avec les doigts, la civilité non puérile et honnête veut qu'on crache dans un crachoir, comme on se mouche dans un mouchoir.

Je mets en fait, qu'avant peu d'années, il paraîtra aussi monstrueux aux générations nouvelles de cracher ailleurs que dans un crachoir, qu'il nous paraît, à nous, étrange qu'on se mouche avec les doigts ou qu'on sacrifie aux besoins de nature ailleurs que dans les édicules à ce destinés !

Il faut que les crachoirs, particuliers et collectifs, entrent dans les mœurs : il faut que les crachoirs se voient dans tous les lieux publics, à commencer dans tous les établissements d'instruction.

Si certains d'entre nous mènent vigoureuse campagne en faveur des crachoirs, c'est que les crachoirs doivent obéir à deux destinations pour lesquelles nous les voulons faits : remplir leur office d'appareils sanitaires, recueillant en contenu liquide les crachats qui, ne se desséchant plus, deviendront inoffensifs ; donner *la leçon de choses* au public, dont l'indifférence et l'ignorance continueraient à conspirer en faveur de la contagion tuberculeuse.

C'est donc autant comme instrument de protection que comme instrument d'éducation sanitaire, que je réclame *pour toutes les collectivités* (écoles, chemins de fer, hôtels, administrations, magasins, comptoirs, ateliers, prétoires, églises, mairies, casernes, théâtres, etc., etc.) des crachoirs *portés à un mètre du sol*, au lieu et place de tels crachoirs disposés à terre, garnis à pleins bords de sable fin et sec, placés sur le tapis des escaliers et des couloirs des plus beaux hôtels, des ministères ou des grandes administrations, crachoirs dont le sable est emporté par les courants d'air que forment les portes ballantes ; crachoirs qu'on voit labourés par les robes dont les longues traînes répandent à terre et emportent le sable maculé d'expectorations !

A nous médecins, qui savons, d'apprendre encore au public, qui l'ignore, qu'il y va de la santé de tous que nous ne crachions jamais ni dans les mouchoirs, ni dans les serviettes ! Pour nous, comme au temps de Ménage, le mouchoir doit se définir « un linge à moucher » aussi bien que le crachoir se définit un appareil à cracher.

Si j'insiste, Mesdames, sur ces menus détails au risque qu'ils vous paraissent fastidieux, c'est que le linge, dans lequel crachent les poitrinaires ou avec lequel ils s'essuient les lèvres, se dessèche, laissant s'échapper le bacille tuberculeux, le mouchoir pouvant ainsi, de la chambre du phtisique jusqu'à la blanchisserie, laisser derrière lui une traînée de poussières contagieuses.

Cela est si vrai, Mesdames, que certaines contagions professionnelles trouvent expressément leur cause et leur explication dans la manutention des mouchoirs, des serviettes, des draps, des linges dans lesquels crachent les malades ; c'est là une des raisons pour lesquelles les blanchisseurs et les blanchisseuses fournissent l'un des plus forts contingents de tuberculose professionnelle ; voilà pourquoi, parfois, nous avons vu, parmi les religieuses hospitalières, les sœurs de buanderies fournir le plus à la contagion tuberculeuse.

C'est par le mélange plus incessant que sensible des crachats jetés au vent, dans les lieux publics, par la foule des tousseurs, — ceux-ci tuberculeux le plus souvent sans le savoir, — que les poussières du trottoir, comme les poussières des établissements scolaires, des grandes administrations, des coulisses, des escaliers et des loges de théâtres, des grands magasins, devenues bacillifères, entretiennent et propagent la contagion. Cela est surtout vrai pour les grands magasins, où vendeurs et vendeuses sont d'autant plus sensibles à la contagion qu'ils vivent dix ou douze heures dans un air confiné et dans une atmosphère pleine de poussières que soulèvent la manutention des paquets, des ballots, des cartons, des étoffes, autant que l'incessant piétinement des tapis par les acheteurs.

Pour juger du rôle pestilentiel des poussières, en matière de tuberculose, il nous suffit, à nous autres médecins, d'étudier la phtisie dans ses rapports non seulement avec les collectivités, mais encore dans ses rapports avec telle ou telle catégorie de professions qui cumulent les inconvénients et les risques de toute vie en commun, avec les inconvénients et les risques d'une promiscuité incessante avec le public.

C'est ainsi que j'ai pu dénoncer la fréquence de plusieurs tuberculoses professionnelles parisiennes méconnues : telle la morbidité tuberculeuse sévissant sur le personnel des postes et télégraphes. Des chiffres que j'ai signalés à l'Académie de Médecine (pour le deuxième trimestre de 1897) pour un seul trimestre, il résulte que les agents figurent au chapitre des maladies tuberculeuses dans la proportion de 15,45 p. 100, tandis que les sous-agents ou facteurs n'y figurent que dans la proportion de 10 p. 100. L'analyse de la morbidité tuberculeuse du personnel des postes à Paris est singulièrement suggestive, tendant à prouver que cette morbidité est faite plus d'éléments professionnels que d'éléments personnels. La morbidité relève vraiment des poussières bacillifères sans cesse remuées dans les bureaux, tant par la manutention des sacs à dépêches, jetés et traînés par le sol, que par les allées et venues du public. La preuve en est que les employés à l'intérieur fournissent plus de malades des voies respiratoires et plus de tuberculeux que les employés à l'extérieur (sous-agents, facteurs, etc.) autrement exposés à toutes les intempéries des saisons.

C'est par analogie de certaines des mêmes causes occasionnelles de contagion, que j'ai rapproché de la tuberculose professionnelle des employés des postes, la tuberculose professionnelle des sous-employés des hôpitaux de Paris souffrant d'autant plus des inconvénients de la vie en collectivité, qu'ils habitent en dortoir (se contagionnant les uns les autres après avoir, pour certains au moins, été contagionnés par les phtisiques), d'où une morbidité tuberculeuse énorme puisqu'elle s'élève à 36,22 p. 100 de la morbidité totale du personnel hospitalier.

Ce sont pareilles remarques que j'ai faites sur une

autre grande collectivité parisienne, sur les gardiens de la paix de Paris, ayant à vivre, durant les heures de repos passées dans les postes de police, au milieu des poussières bacillifères apportées et piétinées par le public. En dix ans, 474 hommes sont sortis pour tuberculose des rangs de la police municipale; dans la même décade, les blessures ont supprimé 60 agents seulement, donnant raison à l'affirmation que j'émettais à l'Académie de Médecine, quand j'appelais son attention sur le péril occulte qui guette les sergents de ville. Je disais — je l'ai prouvé — que la contagion tuberculeuse « fait parmi eux plus de victimes que les coups des escarpes ». C'est que, pour les gardiens de la paix comme pour tout le monde, la contagion tuberculeuse est l'ennemie; c'est que pour eux, comme pour tout le monde, la crainte des poussières bacillifères est le commencement de la santé.

Ce que nous venons de dire de la poussière des magasins, des coulisses de théâtres, des bureaux de postes, des dortoirs d'infirmiers parisiens, des postes de police, nous pourrions le dire des poussières phtisiogènes de maints ateliers où, durant des années, on a vu successivement un ouvrier venir prendre la place de compagnons morts phtisiques autour du même établi; nous pourrions le dire des poussières phtisiogènes de magasins d'où successivement partent des chefs d'un même rayon pour jamais ne plus revenir; nous pourrions le redire de certains bureaux où ont éclaté de véritables épidémies tuberculeuses, telle celle racontée par le Dr Marfan.

En 1878, dans un bureau par lequel passent vingt-deux employés, entrent deux phtisiques qui vécurent plusieurs années, toussant, crachant sur le plancher d'une pièce exiguë, mal aérée. Les employés arrivaient de bonne heure au milieu d'un air chargé des poussières du balayage à sec du matin; treize succombèrent à la phtisie de 1884 à 1889, soit deux morts par an!

A l'instigation du médecin, l'administration fit évacuer le bureau, brûler le plancher, réparer la pièce, et prit des mesures prophylactiques pour empêcher le retour de pareils faits. Plusieurs années se sont écoulées, il ne s'est produit aucun nouveau cas de tuberculose.

J'aurais, Messieurs, à m'excuser des longs développements que je viens de donner à cette question des crachats et des poussières, si ces développements ne trouvaient pas leur raison d'être dans la moralité qui s'en dégage : à savoir, la transmissibilité de la tuberculose par les poussières; à savoir, l'évitabilité de la tuberculose dans un de ses modes de transmission de beaucoup le plus important; à savoir, la respiration et l'ingestion des poussières bacillifères.

Mode de transmission de beaucoup le plus important, ai-je dit, parce que, pour incontestable que soit la contamination par l'ingestion de certaines viandes et de certains laits tuberculeux, cette contamination est relativement peu de chose, grâce aux règlements de police sanitaire qui veillent aux abattoirs, grâce aux précautions qu'aura la mère de toujours donner à ses enfants, bouilli ou stérilisé, le lait de vaches, celles-ci auraient-elles même subi l'épreuve de la tuberculine, puisque maintes études, cliniques et expérimentales (la plupart dues aux Maîtres de la Médecine vétérinaire française), ont montré l'identité de nature et de transmissibilité de la tuberculose bovine et humaine.

*
* *

Ce ne sont pas seulement les avantages de la salubrité et de la propreté dont doivent être pénétrés les écoliers par l'éducation intégrale telle que je la conçois : ce sont aussi les avantages de la SOBRIÉTÉ qui doivent leur être enseignés, l'éducation antituberculeuse se parfaisant par l'éducation antialcoolique, en train, du reste, de s'organiser dans nos maisons d'école. Il faut, partout, à tous, dès l'école primaire, enseigner que l'alcoolisme est un des grands facteurs de la tuberculisation, un des pourvoyeurs de la phtisie, une des plus puissantes parmi les causes occasionnelles de la tuberculose.

Il faut en finir avec la légende de l'alcool nécessaire : il faut dire et répéter que l'alcool n'est ni une force ni un aliment. Ce n'est, en réalité, qu'un besoin factice que satisfait le consommateur d'alcool.

Tandis que la sobriété sauvegarde la vigueur et la santé, l'alcoolisme devient l'agent le plus formidable de dégénérescence aussi bien pour l'individu que pour sa descendance. Dégénérescence qui notamment laisse l'individu sans résistance vis-à-vis de la contagion tuberculeuse, si bien que j'ai pu dire familièrement que « l'alcoolisme faisait le lit à la tuberculose ».

Cette vérité, il faut la proclamer dans tous les milieux, car ce n'est pas seulement dans les milieux ouvriers que la tuberculose se prend avec l'alcool ; c'est aussi dans les milieux bourgeois et riches, où tant de gens, qui connaissent le bien-être général, n'ont l'excuse ni de chercher dans l'alcool l'oubli de leurs misères, ni de quitter leur *home* pour le café, comme l'ouvrier est obligé de fuir son logement inconfortable et insalubre pour l'estaminet.

Que des lois sanitaires fassent salubre, avenant et propre le logement de l'ouvrier; que l'eau, le soleil, l'air entrent dans sa maison et l'y retiennent, le travailleur délaissera le cabaret, s'alcoolisera moins et deviendra moins la proie de la tuberculose.

C'est que l'alcoolisme, toujours pernicieux, l'est surtout quand il vient s'ajouter à la fatigue, au surmenage, à l'alimentation insuffisante, à la vie passée dans les milieux confinés des villes. C'est ainsi que nous voyons, dans nos hôpitaux parisiens, sur 100 tuberculeux, 70 à 80 alcooliques. C'est ainsi que le dépouillement de 2.192 observations de tuberculose, par lui recueillies, permet à M. Lancereaux de mettre 1.229 des tuberculeux au compte de l'alcoolisme dont cette légion de malades portaient d'indiscutables stigmates!

Si ces chiffres ne témoignaient déjà de la part léonine que prend l'alcoolisme dans la génèse et l'extension de la tuberculose, je n'aurais — ainsi que l'a fait dans son important rapport le Dr de Lavarenne — je n'aurais, dis-je, envisageant les choses à un point de vue plus général, qu'à vous faire remarquer :

que les pays qui consomment le plus d'alcool sont ceux qui paient le plus lourdement l'impôt de la tuberculose, et il faut bien l'avouer, la France, comme certaines provinces de Belgique, est au premier rang dans l'alcoolisme aussi bien que dans la tuberculose;

que, en France, les départements qui ont la plus forte mortalité tuberculeuse sont également ceux qui consomment le plus d'alcool.

Il en est de même pour quelques villes et quelques centres industriels pour lesquels se marque un parfait parallélisme entre la tuberculose et la consommation d'alcool. Dans certains foyers d'alcoolisme, le fléau atteint une proportion terrifiante : dans certaines régions du Rhône, de la Seine, par exemple, la tuberculose, sur 1.000 décès, en réclame pour sa part, au bas mot, 255.

Pour ne pas atteindre ces hauteurs, le péril tuberculeux vous menace et vous atteint, Messieurs, puisque votre département du Nord présente une mortalité tuberculeuse au-dessus de la moyenne de la France. Si l'on analyse de près les choses, on voit que dans le Nord, sur 1.000 décès, 190 sont dus à la tuberculose, alors que dans de nombreux départements, cette mortalité est de 100 et même inférieure, comme, par exemple, dans la Haute-Loire, département dans lequel on meurt le moins de tuberculose.

Pour grandes que soient les hétacombes tuberculeuses de l'alcoolisme, elles ne sont — notre devoir à nous médecins est de le dire et de le redire bien haut — qu'une partie du mal que fait l'alcool. Cet autre ennemi n'abîme pas et ne détruit pas seulement l'individu, il pervertit sa descendance, il crée des malingres, des dégénérés, *mens insana in corpore insano* ; il fait autant de prédestinés à la tuberculose comme à la folie, comme au crime ; des fils d'alcooliques il fait des candidats à la tuberculose, la preuve en est que 32 p. 100, au bas mot, des enfants d'alcooliques meurent de tuberculose !

Pour ces raisons, éducation antituberculeuse et éducation antialcoolique doivent marcher de pair, étant données partout, dans toutes les écoles, étant données sans cesse et sans relâche dans les écoles d'apprentissage comme dans les écoles professionnelles, comme à la caserne, comme à l'atelier, comme à l'usine. Cette double éducation doit être répandue par voie de conférences, par voie d'affiches, par voie d'instructions, de recommandations, d'avis et d'images. C'est à cette partie de la lutte antituberculeuse que consacrent le meilleur de leurs enseignements toutes les œuvres, toutes les ligues de propagande antituberculeuse, qu'il s'agisse : de la Ligue française contre la tuberculose du Dr Armaingaud; de l'Œuvre de Bois-Colombes pour la prophylaxie de la tuberculose, ou de la Société de préservation contre la tuberculose par l'éducation populaire.

*
* *

Je vous rappelle, Messieurs, qu'en commençant je vous ai dit que le traitement de la tuberculose relevait de la sociologie, si, du mal tuberculeux, on étudiait particulièrement les causes occasionnelles.

En fait de causes occasionnelles de la tuberculose, il n'y a pas seulement l'ignorance contre laquelle nous voulons militer par l'éducation, de façon que le public soit tenu : à égale distance de l'insouciance dangereuse grâce à laquelle la tuberculose s'essaime et se propage; à égale distance de la terreur inconsidérée qui, risquant de jeter le public dans la microphobie, menacerait de faire traiter les poitrinaires en pestiférés.

A côté de l'ignorance et de l'insouciance du public auxquelles, par l'éducation, nous voulons mettre fin, il y a encore la pauvreté, la misère proprement dite. C'est même parce que la contagion tuberculeuse est surtout fille d'ignorance et de misère, que nous proclamons la tuberculose *évitable*.

Plus, peut-être, que les autres maladies, — pour emprunter au Maître de l'Hygiène sociale, au Professeur Duclaux, son juste langage, — « la tuberculose tient compte de la hiérarchie sociale, et frappe de préférence les malheureux ».

De ceci les preuves abondent : pour ne vous en citer qu'une, je vous dirai que, à Paris, dans les quartiers pauvres des Épinettes, de Grenelle, de Javel, la mortalité tuberculeuse s'élève fort au-dessus de la moyenne, qui est de 50 pour 10.000 habitants. Dans le quartier populeux autant que misérable de Plaisance, la mortalité s'élève jusqu'à 104 pour 10.000, doublant, comme vous voyez, la moyenne de la capitale.

Ce chiffre terrifiant n'a rien qui soit pour nous surprendre, il nous montre les effets superposés de deux causes occasionnelles de contagiosité tuberculeuse : l'insalubrité et l'exiguïté des logis, la pauvreté des habitants, l'encombrement du quartier par une population réduite à la portion congrue de logement, d'aération, d'ensoleillement, de salubrité, de propreté, d'argent, etc.

La mortalité tuberculeuse, comme l'encombrement, comme l'insalubrité de la vie, comme la misère, sont ici aux antipodes des quartiers riches et aérés de la Capitale, où les vastes et riches immeubles sont noyés dans les grands espaces : d'où, pour ces quartiers, une densité de population *minima*.

Aussi la mortalité tuberculeuse ne représente-t-elle plus que les deux tiers, ou même le quart, de la moyenne parisienne, quand on la recense dans le quartier des Invalides, les quartiers Saint-Thomas-d'Aquin, des Champs-Élysées, du faubourg Saint-Honoré, de la Muette, de la porte Dauphine, de la Madeleine ou de la plaine Monceau.

La mortalité tuberculeuse, qui n'est plus que de 20 pour 10.000 à la Madeleine, de 11 pour 10.000 aux Champs-Élysées, donne une fière leçon de choses aux édiles parisiens, dont le souci devrait être de restreindre plutôt que d'encourager les constructions au cœur de la capitale afin de ménager ses *poumons*, pour me resservir de l'expression familière des Anglais que je citais tout à l'heure.

L'exemple le plus topique du rôle prophylactique — par suite économique — que joue la santé de la maison, autant que la salubrité des lieux où vivent et travaillent les individus, l'Angleterre (à qui, en matière d'Hygiène, nous pouvons demander tant de leçons de choses), l'Angleterre nous le fournit.

Je vous rappelle, Messieurs, que dès 1875, réunissant, sous forme de lois sanitaires, des règlements (les moins récents dataient de 1844), l'Angleterre codifiait l'hygiène publique et privée intéressant : le régime des eaux, la construction des égouts, l'aménagement des logements et ateliers, la déclaration des maladies épidémiques, l'isolement des malades contagieux. L'Angleterre employait plus de 6.000 agents à surveiller l'exécution de la loi, et, de 1875 — date de promulgation de la loi — à 1890, dépensait en applications hygiéniques *trois milliards*, dont une grande partie avait été employée à la destruction radicale de quartiers et de logements insalubres !

La moralité de pareilles mesures n'a pas tardé à s'affirmer : la mortalité générale, et particulièrement la mortalité par tuberculose, diminuait en Angleterre, notamment à Londres, plus que dans tout autre pays du monde !

Exemple à méditer, exemple à suivre, de ce que peuvent faire des lois sociales pour la défense contre les maladies, pour la lutte antituberculeuse !

Exemple à citer à tous ceux qui ne sont pas encore convertis à cette idée, que, demain, la force, la grandeur et la richesse des peuples se jugeront à la puissance des lois qu'ils auront su se donner pour la sauvegarde de leur santé morale et physique !

Aux édiles, aux administrateurs, aux législateurs, aux économistes, aux patronats, aux mutualistes de poursuivre et d'obtenir chez nous la suppression des logements insalubres, au même titre qu'ils savent obtenir l'assèchement de marais ou d'étangs, la démolition de remparts, quand les uns nuisent à la salubrité de la ville, quand les autres s'opposent à son expansion industrielle ou commerciale !

Aux édiles, aux mutualistes, aux philanthropes de pousser à la construction des logements salubres dont, par les Rapports du Prince d'Arenberg et de M. Picot, nous savons si fort bénéficier la santé autant que la moralité des ouvriers et des artisans.

C'est par pareils organes d'hygiène générale, au moins autant que par la création et l'entretien de dispensaires et de sanatoriums, qu'on arrêtera les progrès de la tuberculose, c'est ce qu'ont compris en Allemagne les offices d'assurances. En dépenses de prophylaxie générale (consacrées à la construction d'habitations salubres à bon marché et à d'autres entreprises sociales), les offices d'assurances de travailleurs ont déboursé, pour la seule année 1898 : 21.411.639 marks affectés à la construction d'habitations à louer aux ouvriers affiliés; 10.326.887 marks à l'édification d'asiles, de maisons de convalescence, de crèches, de jardins d'enfants, de bains populaires, de terrains scolaires, etc., etc.

Ces logements salubres, ces maisons de convalescence, tout comme les jardins et les terrains scolaires sur lesquels adolescents et enfants devraient pouvoir s'ébattre en des exercices et des jeux de plein air auxquels participeraient les maîtres, les municipalités, les mutualités, les corporations, les syndicats patronaux ou ouvriers, les subventionneront ou les posséderont le jour prochain où les mœurs feront que, en matière d'obligations hygiéniques, comme en matière d'obligations civiles, nul (individu ou collectivité) ne sera censé ignorer la loi sanitaire.

Quand donc la France qui, par tant de travaux publics votés au Parlement, se préoccupe de perfectionner son outillage commercial et industriel, se souciera-t-elle de créer et d'organiser aussi un outillage sanitaire capable de faire sa mortalité moindre que dans d'autres pays, qui pourtant ne possèdent ni la variété, ni la clémence de son climat, ni la richesse de son sol?

Quand les provinces, quand les départements, quand les villes entreprendront-elles, au chapitre de l'Hygiène publique, comme au chapitre de l'amortissement des maladies, une part des dépenses, des impôts et des emprunts dont s'endettent départements, villes et chambres de commerce, pour creuser les canaux, pour élever des docks, pour faire des jetées, des quais et des appontements, pour construire des casernes, pour établir des chemins de fer d'intérêt local, etc. Quand ces travaux entrepris pour des intérêts industriels et commerciaux, qui sont la richesse du pays, quand les entreprendra-t-on pour des intérêts non moins vitaux, pour la santé du pays? Comme si pareils emprunts destinés à pourvoir à la salubrité des villes ne rapporteraient pas, en vigueur et en santé, de gros dividendes, surtout qu'autant de dépenses faites au chapitre de la salubrité seraient supprimées au chapitre des frais de maladies, des frais d'invalidité, des frais de secours, de pensions, etc., etc.

*
* *

C'est, Messieurs, parce que la tuberculose, plus qu'aucune autre peut-être de nos maladies évitables, est faite d'ignorance et d'imprévoyance, que l'éducation antituberculeuse doit faire figurer au programme d'enseignement scolaire *l'idée de solidarité* dont un esprit aussi vigoureux que généreux établissait, dans un livre (1), et défendait au Congrès international d'éducation sociale, la doctrine scientifique et pratique.

Il est temps qu'à tous les degrés de l'Enseignement public (sous une forme adaptée aux milieux, aux âges, aux sexes) soit, au service de l'Hygiène individuelle, familiale et générale, développée l'idée de solidarité sociale.

Il faut inculquer, dès l'enfance, le sentiment de responsabilité morale et matérielle qui s'établit entre tous individus d'une même cité, d'une même corporation, d'une même communauté. C'est en vertu de l'idée de solidarité que, individus, nous prendrons conscience des devoirs que nous avons envers les mutualités et celles-ci envers leurs compagnons.

C'est en vertu des principes de cette solidarité que nous prendrons conscience des devoirs que les individus ont envers eux-mêmes et vis-à-vis de la société.

C'est en vertu des principes de cette solidarité, que nous apprendrons à conserver et augmenter notre validité, qui n'est pas seulement notre bien et notre santé

(1) *Solidarité*, par Léon Bourgeois, chez A. Colin.
Discours de M. Léon Bourgeois, président du Congrès international d'Education sociale; Exposition de 1900.

personnels, mais qui est aussi un bien communautaire.

C'est en cela que les sociologues, les économistes, les philanthropes, prenant en mains nos intérêts moraux et matériels, doivent renseigner tout un chacun sur ce qu'il peut légitimement attendre :

1° De la mutualité des coopératives, si celles-ci veulent se faire *coopératives de santé*, comme elles se sont faites coopératives d'alimentation par exemple ;

2° Des assurances, par les mutualités, pour parer aux risques de maladies ?

Vous trouverez peut-être, Messieurs, que ces considérations d'éducation intégrale, d'éducation sociale, m'éloignent de mon sujet, la lutte antituberculeuse ?

M'est avis que ces considérations, loin de m'écarter de mon sujet, m'y maintiennent plus encore qu'elles ne m'y ramènent, puisque, en étudiant les causes occasionnelles et préparantes de la tuberculose, je n'ai cessé de vous montrer combien ces causes occasionnelles, plus efficientes qu'accessoires, étaient faites : de misère morale et physique, d'ignorance et de difficultés de vie, la contagion ne trouvant à s'attaquer, ni à celui qui sait se garder, ni à celui qui veut et peut se défendre.

Je ne reviens pas sur ces considérations que j'ai développées au début de ma conférence, alors que je vous disais que la lutte contre la tuberculose était une question sociale, autant que médicale.

Si je me suis fait comprendre, vous jugerez avec moi, Messieurs, que pour lutter victorieusement contre la tuberculose il faut que :

L'éducation scientifique, l'apprentissage de l'hygiène, les principes et la pratique de la solidarité, les enseignements de la morale sociale, deviennent l'objet des préoccupations de tous ceux qui, ayant charge d'âmes, prennent souci du péril grandissant.

Dans la lutte contre la tuberculose, tous doivent s'unir, sans esprit de parti politique ou confessionnel, État, pouvoirs publics, législateurs, médecins, économistes, pédagogues, savants, syndicats patronaux et ouvriers, administrateurs, philanthropes, mutualistes, édiles, tous doivent étroitement s'unir, individus et collectivités, se souvenant : que, dans le bien comme dans le mal, l'union fait la force ; que l'Association fait, de la puissance de chacun, la puissance de tous.

Il faut que les maîtres sociologues et économistes nous enseignent, en même temps que les *devoirs* imposés par la solidarité, ce que, légitimement, nous pouvons, au temps présent, attendre :

de la Mutualité et des Coopératives, pour l'amélioration de la vie des travailleurs ;

des Assurances, pour couvrir les risques de maladies ;

de l'Assistance, pour que soit moindre la peine de chacun, meilleur le sort de tous.

Il faut qu'au programme de notre éducation publique intégrale soit donné, commenté, inculqué cet enseignement : que chacun de nous étant solidaire de son voisin, autant en matière de mal à empêcher que de bien à répandre, *le devoir de chacun ne cesse que là où le pouvoir manque*, suivant l'humanitaire précepte de Pasteur, dont l'image (1), palladium de votre grandeur morale et matérielle, veille, Messieurs, sur votre noble cité. Noble, par la puissance et la richesse que lui vaut son travail ; noble, par l'initiative féconde qu'y déploie la Société

(1) Allusion à la statue de Pasteur, édifiée sur une des places de Lille.

industrielle du Nord; noble, Mesdames, par les Œuvres d'assistance que vous fondez, pour combattre le vice et la misère, pour soulager et consoler la souffrance; Œuvres de Mutualité, d'Assistance et de Solidarité qui vivront pour l'honneur de la cité lilloise, comme pour l'exemple de tous ceux qui ont à cœur la lutte contre la tuberculose, *maladie évitable* puisque sa contagion est faite d'ignorance et de misère.

RF

Paris. — L. Maretheux, imprimeur, 1, rue Cassette. — 923.

www.ingramcontent.com/pod-product-compliance
Ingram Content Group UK Ltd.
Pitfield, Milton Keynes, MK11 3LW, UK
UKHW020352180726
13839UKWH00003B/1062

9 782329 418742